**Setara Kasem**
**Raisa Adiba**
**Selma Anika**

# Efeito de uma dose baixa de OCP nos factores de risco de CVS em mulheres com IMC normal e baixo

Setara Kasem
Raisa Adiba
Selma Anika

# Efeito de uma dose baixa de OCP nos factores de risco de CVS em mulheres com IMC normal e baixo

ScienciaScripts

**Imprint**



Cover image: www.ingimage.com

This book is a translation from the original published under ISBN 978-620-2-00442-8.

Publisher:
Sciencia Scripts
is a trademark of
Dodo Books Indian Ocean Ltd. and OmniScriptum S.R.L publishing group

120 High Road, East Finchley, London, N2 9ED, United Kingdom
Str. Armeneasca 28/1, office 1, Chisinau MD-2012, Republic of Moldova, Europe
Printed at: see last page
**ISBN: 978-620-7-72829-9**

# Índice:

# RECONHECIMENTO

Deus todo-poderoso, benéfico, misericordioso, criador da vida e dos seus mistérios.

TA Chowdhury, o meu supervisor, pelo seu ensino, orientação e contribuição no domínio da Obstetrícia e Ginecologia no nosso país.

Prof. Liaquat Ali, meu co-orientador, pelo seu esforço sincero para concretizar este projeto e por me ter introduzido no mundo da ciência médica experimental.

Sharmind Nelotpol da Divisão de Investigação, BIRDEM, pela sua sincera ajuda e cooperação na realização do estudo.

SK A Razzaque, o meu marido, pelo seu contributo para a minha carreira académica e científica, que assumiu as responsabilidades da minha família e me ajudou com a sua proficiência linguística, tornando este trabalho menos penoso.

Os meus filhos Raisa, Selma e Sameer que sofreram muito durante o meu estudo durante um período tão longo. Também durante a publicação deste livro me ajudaram muito com a sua sincera assistência técnica.

Dra. Ismat Banu e Amita Chakrabarty, clínica modelo, Planeamento Familiar, Faculdade de Medicina de Dhaka, departamento de pacientes externos, pela sua cooperação sincera na recolha de pacientes e no fornecimento de dados valiosos sobre os seus pacientes.

Por último, o meu pai, o falecido Diretor Abul Kasem, e a minha mãe, a Sra. Momtaj Jahan, que vive no estrangeiro, pelo seu encorajamento e apoio ao longo da minha vida

# Capítulo 1

## INTRODUÇÃO

As pílulas contraceptivas orais (combinadas) são um componente muito importante do programa de planeamento familiar. É um dos métodos eficazes de contraceção e é bem aceite por mulheres de várias condições socioeconómicas. Milhões de mulheres utilizam estes medicamentos. Por isso, as questões relacionadas com a segurança destes agentes são importantes.

Os utilizadores encontraram uma série de efeitos secundários. Estes incluíam náuseas, vómitos, tonturas, perturbações metabólicas como a hipertenção, a diabetes e manifestações tromboembólicas sob a forma de embolia pulmonar, trombose das veias da perna e trombose coronária, pelo que a componente estrogénica da PCO foi inicialmente implicada nos efeitos secundários tromboembólicos induzidos pela pílula[1,2] . Mais tarde, porém, foi demonstrado que o componente gestagénico também desempenhava um papel vital no aumento dos efeitos secundários cardiovasculares[3,4] . A introdução de baixas doses de PCO com 30pg de estrogénios foi um passo na direção certa, mas uma maior redução resultou em hemorragias de rutura .[5]

Muitos estudos mostraram a extensão das potenciais alterações do metabolismo dos hidratos de carbono causadas tanto pela combinação como pela progesterona apenas do PCO. Os estrogénios isolados não agravam a diabetes e podem mesmo melhorar a hiperglicemia na diabetes não insulino-dependente[6] . A administração de estrogénios sintéticos, mesmo em doses elevadas, não afecta de forma consistente a tolerância à glicose ou a resposta da insulina a uma carga de glicose em mulheres jovens saudáveis[7] . Este efeito tem sido atribuído a uma ação direta dos estrogénios no fígado e nas células A e B dos ilhéus pancreáticos, resultando numa diminuição global da secreção portal de insulina e glucagon, com um aumento do rácio insulina/glucagon[8] .

Os progestagénios sintéticos, administrados isoladamente, mesmo em pequenas quantidades e por via oral, demonstraram uma tolerância à glicose diminuída, apesar da hiperinsulinemia. Este facto foi bem demonstrado numa série de estudos em mulheres que receberam, durante 12 ou mais meses, doses baixas de um progestagénio derivado da 17-acetoxi progesterona (acetato de mestranol 0,5 mg/dia) ou de um dos 19 progestagénios derivados da noretisterona (.035mg/dia), diacetato de etanodiol (0,25mg/dia) ou norgestrel (0,075mg/dia)[9,10] . O mecanismo da resistência à insulina resultante da utilização de uma combinação ou apenas de um progestagénio dos PCO é ainda pouco conhecido. Observações recentes relacionam, pelo menos em parte, esta resistência com níveis potencialmente reduzidos de receptores hepáticos de insulina, o que resulta numa diminuição da absorção hepática de insulina[11] . No entanto, não existem atualmente provas directas. De facto, alterações significativas no metabolismo da glicose intracelular pós-recetor podem contribuir potencialmente para a resistência à insulina nos utilizadores de PCO.

Estudos prospectivos de baixas doses de ACO sobre o metabolismo dos hidratos de carbono revelaram alterações nos níveis de glucose e insulina no sangue. Embora estatisticamente significativas, estão normalmente dentro dos limites normais e a maioria das flutuações registadas não parecem ser clinicamente significativas[12,13] . O efeito do metabolismo dos hidratos de carbono da preparação combinada que contém a dose intermédia de levonorgestrel *150 g/dia é* controverso. Ahren[14] et al não observaram quaisquer efeitos adversos com este OCP no estudo multicêntrico da OMS[13] e no estudo de Wynn[12] .

No que respeita ao metabolismo dos hidratos de carbono, é necessária uma melhor apreciação da resistência à insulina. A determinação do nível de péptido C pode ajudar a quantificar com maior exatidão a carga metabólica imposta pelos OCP, mesmo em doses baixas.

O comité Dunlop para a segurança dos medicamentos no Reino Unido emitiu uma declaração que associava a componente estrogénica da pílula ao risco de trombose venosa. Consequentemente, as doses de estrogénio na pílula foram reduzidas repetidamente até afetar a eficácia contraceptiva. Deste modo, os riscos atribuídos ao elevado teor de estrogénios, como a trombose venosa, a hipertensão, a diabetes, etc., foram reduzidos. Este facto foi confirmado pelo Royal College of General Practitioners

e pelo Walnat Creek Contraceptive Drug Study[23] .
No entanto, estas doses baixas foram possíveis principalmente porque foram desenvolvidos e introduzidos progestagénios altamente eficazes e mais específicos, como o levonorgestrel, o desogestrel, o gestadene, o norgestimato, etc. O desenvolvimento do levonorgestrel e dos progestagénios de terceira geração foram potencialmente responsáveis pela redução dos efeitos secundários cardiovasculares graves[24] .
Vários estudos retrospectivos e prospectivos sugeriram a existência de um risco acrescido de doenças cardiovasculares, em particular tromboembolismo venoso, embolia pulmonar, enfarte do miocárdio (MI) e acidente vascular cerebral hemorrágico em utilizadoras de ACO[58,59] um risco possivelmente relacionado com a dose de estrogénio[60] . Foi sugerido que a adesividade das plaquetas sanguíneas a uma superfície de vidro era maior nas mulheres do que nos homens na presença de uma substância semelhante à histona derivada do cérebro humano, sendo a adesividade das plaquetas aumentada nas mulheres devido à terapêutica com OCP[61] .
Uma relação causal entre a utilização de OCP e a doença tromboembólica foi descrita pela primeira vez no Reino Unido numa comunicação preliminar ao Medical Research Council por um subcomité[63] . Dados recolhidos independentemente no Reino Unido, na Suécia e na Dinamarca revelaram uma correlação positiva entre o risco de tromboembolismo e a dose de estrogénio nos OCPS. Por conseguinte, em 1970, foi recomendado que a utilização de ACO com elevado teor de estrogénio fosse interrompida[64] .
Dados meta-analisados[73] de 21 países não confirmaram os resultados anteriormente relatados que associavam a utilização de pílulas a mortes cardiovasculares. Uma comparação[74] de mulheres japonesas e americanas que utilizavam ACO concluiu que o efeito no sistema fibrinolítico era consideravelmente melhor nas japonesas do que nas americanas, indicando uma diminuição do risco de trombose cerebral nas japonesas.
Não se observou qualquer diferença significativa entre os grupos étnicos malaios, chineses e indianos que utilizaram uma dose baixa de ACO em nenhum dos parâmetros analisados (razão de agregação plaquetária, nível de fibrinogénio, índice de deformidade dos glóbulos vermelhos, tempo de lise do coágulo de euglobina e hemograma completo). Incluíram que doses baixas de PCO não conferem risco de trombose[75] .
A atividade da antitrombina III (AT III) diminuiu significativamente durante a utilização de ACO[67] e o componente estrogénio foi responsabilizado pela queda[68] . Foi observada uma baixa atividade sérica da ATIII em doentes com embolia pulmonar, enfarte do miocárdio e trombose venosa.
A utilização de uma pílula com baixo teor de estrogénio resultou numa redução significativa do número de episódios tromboembólicos e a redução foi considerada limitada no tromboembolismo venoso[69] .
Nas mulheres que tomam OCP, os níveis de derivados de fibrinogénio de peso molecular pesado (HMWFD) estavam significativamente elevados, o que reflectia a ativação do sistema de coagulação. Esta não foi mediada pelo fator XII. A ativação não foi potenciada por alterações no ATIII. Em contraste, a fibrina e os produtos de degradação da fibrina (FDP) no soro eram mais baixos do que o normal, indicando que a resposta fibrinolítica era inadequada[70] .
Foi estudado o efeito dos OCP numa mulher caucasiana e observou-se uma aceleração dos pró-coagulantes nos sistemas de coagulação extrínsecos e intrínsecos e uma redução dos níveis plasmáticos de AT III, indicando algum desequilíbrio do mecanismo hemostático no sentido da hipercoagulabilidade. Estas alterações aumentaram com a duração da terapêutica e demoraram alguns meses a desaparecer quando os OCP foram retirados. Os PCO devem ser evitados por mulheres com doença cardiovascular estabelecida ou com factores de risco cardiovascular, independentemente da idade[71] . Sugeriram ainda que os PCO parecem ser um método contracetivo inadequado mesmo para mulheres saudáveis e não fumadoras com mais de 40 anos de idade.
Foi sugerido que o aumento dos lípidos no soro poderia dever-se a um aumento da síntese hepática de triacilglicerol[41,42] Verificou-se que os contraceptivos orais elevam o nível de insulina no soro[44] . Esta insulina sérica elevada estimulou o aumento da síntese de triacilglicerol pelo fígado[42] . Este pode ser o mecanismo mais importante do aumento da produção endógena de triacilglicerol[44] . Foi referido

que os contraceptivos orais provocam uma elevação dos ácidos gordos livres no plasma[45] . Verificou-se que os progestagénios sintéticos diminuem as lipoproteínas de alta densidade (HDL) e aumentam as lipoproteínas de baixa densidade (LDL), diminuindo a concentração de Apoproteína-A e APO-B, respetivamente[47] . Os progestagénios sintéticos antagonizaram o aumento induzido pelos estrogénios no triacilglicerol e nas lipoproteínas de muito baixa densidade (VLDL)[48] .
Verificou-se que o estrogénio da pílula combinada aumentava a atividade do recetor de LDL, aumentando assim a remoção de lipoproteínas intermédias (IDL) e LDL. O estrogénio também aumentou a quantidade de apoproteína AI no HDL, aumentando a síntese ou prejudicando o catabolismo ou ambos, aumentando assim o nível de HDL[49] .
Foi relatado que os OCP aumentaram o triacilglicerol sérico, o colesterol total e o colesterol LDL; a elevação foi mais acentuada no triacilglicerol entre as mulheres mais jovens[52] .
As mulheres que utilizam preparações de hormonas sexuais exógenas apresentam níveis mais elevados de triacilglicerol, colesterol total, VLDL e HDL do que as não utilizadoras[53] .
Foi demonstrado que ocorre um aumento significativo do triacilglicerol e do colesterol séricos nas mulheres que tomam OCP. Verificou-se que os efeitos dos níveis de LDL-C e HDL-C dependem do tipo de progestagénio utilizado. O norgestrel com potência androgénica máxima provocou uma elevação do colesterol LDL e uma diminuição do colesterol HDL[54] .

Um grande número de mulheres do Bangladesh de vários estatutos socioeconómicos utiliza PCO de baixa dosagem. Existem diferentes tipos de PCO combinados de baixa dosagem utilizados pelas mulheres do Bangladesh, por exemplo: Shukhi(R) , Femicon(R) , Nordette-28(R) e Marvelon(R) . Todos estes PCO contêm 30pg de etinilestradiol, mas a sua componente progestagénica varia.

O Shukhi é utilizado principalmente pelas mulheres de baixo estatuto socioeconómico, porque o programa de planeamento familiar do governo do Bangladesh o disponibilizou gratuitamente. A população deste país é diferente da dos países ocidentais. Dado que a sua condição socioeconómica é baixa, muitos deles têm um IMC baixo (em Kg/m )[215] . Estudos[16,17] mostram que os novos OCP combinados de baixa dose causam menos perturbações nos parâmetros metabólicos e de coagulação, uma vez que contêm 30pg de etinilestradiol (EE)[17,18] . No entanto, estes dados têm de ser confirmados na população do Bangladesh com baixo IMC, uma vez que é sabido que a dieta e o estilo de vida podem afetar as alterações induzidas pela pílula na síntese de proteínas hepáticas. A segurança da PCO não foi estudada em mulheres do Bangladesh com baixo IMC e subnutridas. Devido às deficiências proteicas nestes grupos de baixo IMC, pode haver uma resposta biológica diferente nestas mulheres, resultando num perfil de risco diferente.

Neste estudo, procurou-se determinar as alterações do nível de glicose no sangue, do péptido C, do perfil lipídico, do estado de coagulação, da agregação plaquetária e do nível de antitrombina III entre as mulheres do Bangladesh que utilizam ACO com um IMC normal e um IMC baixo.

# HIPÓTESE

O peso a menos pode afetar negativamente os factores de risco cardiovascular nas utilizadoras de baixas doses de ACO.

# Capítulo 2

## OBJECTIVOS E METAS

### Objetivo principal

Para avaliar os factores de risco cardiovascular, foram efectuadas estimativas do estado glicémico, insulinémico, lipídico, da coagulação, da agregação plaquetária e da atividade da antitrombina III em mulheres do Bangladesh com IMC normal e com IMC baixo que utilizaram uma dose baixa de ACO.

### Objetivo secundário

Para ver o nível de

1. Estado glicémico, por exemplo, glicose em jejum e 2 horas após 75 g de glicose, estado insulinémico, por exemplo, nível de péptido C.
2. Estado lipidémico, por exemplo, triglicéridos, colesterol total, colesterol HDL, colesterol LDL.
3. Estado da coagulação. Por exemplo, fibrinogénio plasmático, tempo de protrombina, agregação plaquetária e
4. Antitrombina III em mulheres que utilizam uma dose baixa de ACO com IMC normal e IMC baixo.

## REVISÃO DA LITERATURA

**Definição de contraceção**

A contraceção é definida como a prevenção da conceção por outros métodos que não a abstinência do coito[18] .

A esterilização, por outro lado, é o método em que se perde o poder de procriação e é um método permanente[18] . Alguns autores incluíram a esterilização como um método permanente de contraceção.

**Métodos de contraceção[18]**

1) Temporário

1 1) Permanente

1) Temporário

A) Não hormonal

a) Método natural

i) Método de calendário

ii) Coito interrompido

iii) Prolongar a lactação

iv) Ducha vaginal

b) Barreiras mecânicas

i) Preservativo

ii) Diafragma vaginal

ii) Capuz cervical

iv) Dispositivo contracetivo intrauterino (DCIU)

c) Produtos químicos

i) Creme

ii) Geleia

iii) Espuma

d) Contraceção mecânica e química combinada

B) Hormonal

a) Pílula combinada de estrogénio e progesterona
   i) Monofásico
   i i) Bifásico
   i i i) Trifásico

b) Pílula só de progesterona (Mini pílula)

c) Contraceção hormonal de ação prolongada .
   i) Injectáveis (por exemplo: DMPA, NETEN)
   ii) Implantes subdérmicos (por exemplo: Norplant, Implanon)
   iii) Anéis vaginais (por exemplo: anel combinado de estrogénio e progesterona, anel contendo apenas progesterona)
   iv) IUCDS de libertação de progesterona (por exemplo: Progestasert, Mirena)

**II) Permanente**

A) Tubectomia

B) Vasectomia

## REVISÃO DOS CONTRACEPTIVOS ORAIS

### História de pílula contraceptiva oral

Habertandt, da Áustria, o pai do controlo hormonal da natalidade, em 1919, transplantou ovários de coelhas grávidas subdermicamente para coelhos férteis e tornou-os inférteis. Reproduziu o mesmo efeito em coelhos com injecções de extractos de corpos lúteos de vacas grávidas. Com base nestes princípios biológicos, Habertandt presumiu que, se esta técnica pudesse ser aplicada no ser humano, conduziria a um método ideal de controlo da natalidade. Após esta descoberta de Habertandt, não se registaram progressos neste domínio. Em 1940, vários ginecologistas já utilizavam estrogénio para o tratamento da dismenorreia. Mas, nessa altura, nenhum dos clínicos tinha conhecimento do efeito contracetivo do estrogénio sintético, exceto Fuller Albright, que considerou especificamente o potencial das doses de estrogénio inibidoras da ovulação como método contracetivo

No início dos anos 50, Pincus, Rock e Gancia[20] introduziram o contracetivo oral na medicina para controlo da fertilidade. Conseguiu concretizar a sua ideia de que o progestagénio sintético (19 Nor-progestagénio), quando administrado exogenamente, conduziria à inibição da ovulação.

Pouco depois da descoberta do efeito inibitório do 19 Nor-progestogénio na ovulação, verificou-se que o progestogénio estava contaminado com mestranol, um estrogénio sintético em quantidade trivial, que poderia ser responsável por este efeito contracetivo. Em seguida, foi adicionada uma quantidade conhecida de mestranol ao norprogestogénio. Desta vez, observou-se que a inibição da ovulação era mais eficaz do que o 19 Nor-progestogénio isolado. Estudos de campo extensivos com a pílula oral combinada de estrogénio e progesterona foram iniciados em 1955 em *San Juan,* Porto Rico, sob a direção de Pincus[20] e associados no centro de planeamento familiar de Porto Rico. O sucesso destes estudos encorajou outros, resultando na utilização mundial deste agente.

Além disso, observou-se que a remoção do mestranol contaminante do progestagénio causava hemorragias de escape inaceitáveis e reduzia a eficácia contraceptiva. Por conseguinte, o mestranol contaminante do 19 Norprogestogénio tornou-se finalmente parte da formulação oral comercializada. Assim, a primeira formulação de PCO contendo 19 Norprogestogénio e mestranol foi desenvolvida para utilização em seres humanos por Pincus[21] em 1958.

O Enovid, o primeiro PCO desenvolvido por Gregory Pincus, foi introduzido nos Estados Unidos em 1960[21] . Continha uma quantidade elevada de progestagénio (9,85 mg de noretinordel) e de estrogénio (150 /rg de mestranol). O Anovlar foi o primeiro PCO europeu lançado em 1961. O Anovlar continha 4 mg de acetato de noretindrona e apenas 50 ug de etinilestradiol. Esta dose de estrogénio é ainda considerada como a mais elevada permitida[22] .

Como já foi referido, a anterior PCO continha doses elevadas de estrogénio e progestagénio. No final dos anos sessenta, o comité Dunlop para a segurança dos medicamentos no Reino Unido emitiu uma declaração que associava a componente estrogénica da pílula ao risco de trombose venosa. Consequentemente, as doses de estrogénio da pílula foram reduzidas repetidamente até afetar a eficácia contraceptiva. Assim, os riscos que eram atribuídos ao elevado teor de estrogénios, como a trombose venosa, a hipertensão, a diabetes, etc., foram reduzidos. Este facto foi confirmado pelo estudo do Royal College of General Practitioners e pelo estudo Walnat Creek Contraceptive Drug Study[23] .

No entanto, a redução das doses de estrogénio nos ACO não foi suficiente para excluir todos os riscos possíveis. Uma vez que o progestagénio anterior tinha efeitos secundários androgénicos e efeitos potencialmente adversos no metabolismo das lipoproteínas, tentou-se reduzir as doses de progestagénio ao mínimo, sem interferir com a eficácia contraceptiva.

No entanto, estas doses baixas foram possíveis principalmente porque foram desenvolvidos e introduzidos progestagénios altamente eficazes e mais específicos, como o levonorgestrel, o desogestrel, o gestodeno, o norgestimato, etc. O desenvolvimento destes progestagénios de terceira geração foi potencialmente responsável pela redução dos efeitos secundários cardiovasculares graves[24] .

Durante as duas últimas décadas de utilização dos ACO, as preparações monofásicas tradicionais de dose elevada foram substituídas por formulações monofásicas, bifásicas e trifásicas de dose baixa. O levonorgestrel foi a base das primeiras preparações de *30 mg de* etinilestradiol (EE) e permitiu as primeiras formulações bifásicas e trifásicas de PCO. Todas elas contêm doses baixas de progestagénio e são bem toleradas e aceites pelas mulheres em todo o mundo. A pílula de baixa dosagem atual proporciona, assim, uma boa eficácia contraceptiva. Provavelmente, não é possível reduzir ainda mais a quantidade de estrogénio e progestagénio[23] .

Um inquérito recente realizado em[25] sobre atitudes e estilos de vida sexuais revelou que a pílula contraceptiva oral combinada (PCO) é o método contracetivo mais utilizado, seguido de perto pelos preservativos.

**Mecanismo de ação dos contraceptivos orais**

Os ACO combinados interferem com a fertilidade através de vários mecanismos, como se descreve a seguir:

1. As combinações de estrogénios e progestagénios suprimem a hormona folículo-estimulante (FSH) e a hormona luteinizante (LH) circulantes

Como resultado, a FSH folicular precoce e os picos de FSH e LH a meio do ciclo não são observados. Assim, ocorre uma inibição da ovulação[88] .

2. Sob- a influência dos OCP, a implantação é inibida pela alteração das secreções no útero e pela produção de uma área de edema alternada com áreas de densa celularidade. O estrogénio é responsável por estas alterações.

3. O muco espesso e tenaz segregado sob a influência do progestagénio, que dificulta o transporte do esperma e também produz um ambiente hostil à penetração do esperma[87] .

4. A motilidade e a secreção na trompa de Falópio também são alteradas, diminuindo assim as hipóteses de conceção e implantação[87] .

5. Sob influência progestagénica, a capacitação, a ativação de enzimas que permitem que o esperma penetre no óvulo, pode também ser inibida.

**Tipos de contraceptivos orais**

O tipo mais comum de contracetivo oral é a preparação combinada, que contém um estrogénio e um progestagénio. Verificou-se que estas preparações combinadas são 99% a 100% eficazes. As preparações sequenciais, em que um estrogénio é tomado durante 14 a 16 dias e uma combinação de um estrogénio e um progestagénio é depois tomada durante 5 ou 6 dias, têm tido um êxito de cerca de 95% a 99% como OCP. Mas devido ao aumento da incidência de tumores endometriais e a uma menor eficácia, as preparações sequenciais deste tipo foram retiradas do mercado. Foram substituídas pelas formulações bifásicas e trifásicas que contêm estrogénio e uma quantidade relativamente baixa de progestagénio e nas quais a quantidade de progestagénio tomada varia durante o ciclo mensal.

Também estão disponíveis preparações de entidade única. Um progestagénio isolado passou a ser designado por "minipílula". Enquanto um estrogénio isolado é uma pilha pós-coital ou da manhã seguinte[88] .

**Preparações prévias e doses**

As preparações combinadas contêm 20 a 50 /rg de EE ou mestranol e várias quantidades de um progestagénio e são tomadas durante 21 dias. O ciclo seguinte é iniciado 7 dias após a última dose ou 5 dias após o início do fluxo menstrual. É de notar que o EE é aproximadamente duas vezes mais potente do que o mestranol. Nas preparações bifásicas, uma combinação de dose fixa de um estrogénio e progestagénio é tomada durante 10 dias, seguida de uma combinação de dose fixa diferente de estrogénio e progestagénio durante 11 dias. Os comprimidos são interrompidos durante 7 dias antes de se retomar a administração do ciclo. As preparações trifásicas contêm as mesmas ou diferentes quantidades de um estrogénio e quantidades variáveis de um progestagénio em três conjuntos de comprimidos. Cada conjunto é tomado durante 5 a 10 dias, consoante o tipo de formulação. Após 21 dias de administração, a medicação é interrompida durante 7 dias antes de o ciclo ser retomado[88] .

**Benefícios e riscos da combinação de OCP**

Nas últimas quatro décadas, desde a introdução dos ACO combinados, grande parte da atenção do público tem sido direccionada para a avaliação dos seus efeitos adversos, reais e potenciais. Embora os efeitos benéficos dos ACO, para além da sua eficácia contraceptiva, tenham sido bem documentados na literatura científica, o público tem acesso a pouca informação. Assim, as mulheres e, de facto, muitos médicos, continuam a desconhecer em grande medida os benefícios não contraceptivos dos PCO[26] .

***Benefícios dos contraceptivos orais***

A pílula contraceptiva oral tem várias vantagens para a saúde. Os períodos menstruais são geralmente mais ligeiros, mais curtos e mais regulares durante a utilização da pílula, tendendo também a ser menos dolorosos e os sintomas pré-menstruais menos incómodos. Além disso, observou-se que a incidência de anemia por deficiência de ferro era 50% inferior nas utilizadoras de PCO[27] . Esta redução da incidência de anemia por deficiência de ferro foi um verdadeiro benefício contracetivo, especialmente para as mulheres do terceiro mundo, cujo estado nutricional é frequentemente marginal[28] . Outros benefícios incluem uma diminuição da incidência de nódulos mamários benignos[29] , quistos ováricos funcionais, endometriose, acne e, possivelmente, doenças inflamatórias pélvicas[30] . Existem provas substanciais de que a utilização de ACO protege contra o cancro do ovário e do endométrio. Numa análise da literatura publicada, a Organização Mundial de Saúde (OMS 1992) considerou que existe uma redução de 50% do risco de cancro epitelial do ovário após 5 anos de utilização de um OCP[31] . O efeito protetor persiste durante pelo menos 10 anos após a interrupção da utilização da pílula. O mecanismo dos efeitos protectores não é claro, mas pode estar relacionado com a redução do número total de ovulações e, por conseguinte, com a rutura da cápsula ovárica que se verifica ao longo da vida.

As alterações produzidas no colo do útero pelo OCP são um espessamento do muco cervical. O muco espesso oferece proteção contra a penetração bacteriana e contra as doenças sexualmente transmissíveis que provocam as doenças inflamatórias pélvicas (DIP). Estudos indicam que o risco de DIP é reduzido em 50% entre as utilizadoras combinadas de ACO[30] .

O estudo[28] mostrou uma redução de 50% na ocorrência de artrite reumatoide nas utilizadoras de ACO.

***Risco dos contraceptivos orais***

Para além dos benefícios, a utilização de PCO pode estar associada a determinados riscos. A incidência de toxicidades graves conhecidas com a utilização das novas formulações de PCO é baixa[32] . A publicação recente do acompanhamento de 25 anos das mulheres que utilizam o PCO concluiu que, 10 anos ou mais após a cessação da utilização do PCO, a mortalidade é semelhante entre as utilizadoras-piloto e as utilizadoras mais recentes[33] . Os esteróides contraceptivos são metabolizados pelo fígado e afectam o metabolismo dos hidratos de carbono, lípidos, proteínas plasmáticas, aminoácidos, vitaminas e factores de coagulação. O OCP combinado tem um efeito em quase todos os sistemas do corpo. Os riscos podem ser ligeiros e graves.

***Efeitos secundários ligeiros***

A maioria dos efeitos secundários são menores e incluem aumento de peso, retenção de líquidos, dores de cabeça, náuseas e vómitos, cloasma, alterações de humor, perda de libido, mastalgia, aumento dos seios e pele oleosa. Muitos melhoram no prazo de 3-6 meses após o início da pílula, mas os efeitos secundários levam frequentemente à interrupção da toma. O aumento de peso, o acne e o hersuitismo são mais comuns com a PCO combinada que contém progestagénio com atividade androgénica. A dilatação uretral, a bactiúria e as infecções vaginais são mais frequentes. A retoma do período menstrual normal requer geralmente cerca de 6-10 semanas após a interrupção da administração do contracetivo oral[34] .

Foram notificados muitos casos de iterícia colestática em doentes que tomam OCP e também aumentam a incidência de doenças da vesícula biliar[32] .

A depressão de grau suficiente para exigir a interrupção da terapêutica ocorre em cerca de 6% dos utilizadores e pode ser revertida com piridoxina[32] .

***Efeitos secundários*** *gravesCardiovascular*

Os efeitos secundários graves afectam principalmente o sistema cardiovascular e a pílula afecta tanto a circulação venosa como a arterial. Em ambos os casos, o aumento do risco parece estar relacionado com o aumento da tendência trombótica. Uma vez que o investigador está interessado em estudar os efeitos da PCO no perfil de coagulação e nas alterações do perfil lipídico, estes foram descritos separadamente.

*Doença maligna*

**Cancro da mama:** OMS (1992)[31] concluiu que, embora não pareça existir uma associação global entre a utilização de contraceptivos orais e o risco de cancro da mama diagnosticado antes dos 36 anos de idade e possivelmente até aos 45 anos de idade. Em 1996,[35] , o grupo de colaboração sobre factores hormonais no cancro da mama (1996) apresentou uma meta-análise de 54 estudos. O grupo concluiu que a utilização da PCO estava associada a um pequeno aumento do cancro da mama e que o aumento do risco persiste durante 10 anos após a interrupção da pílula.

**Cancro do colo do útero:** Os dados sobre o risco de cancro do colo do útero entre as utilizadoras de pílulas são também difíceis de interpretar. Mais de 5 anos de utilização de pílulas podem estar associados a um pequeno. aumento do risco de carcinoma escamoso do colo do útero. Dados recentes sugerem um risco acrescido de adenocarcinoma entre as utilizadoras de longa duração, mas trata-se de um tumor raro. No estudo do RCGP[33] , o risco relativo de morte por carcinoma do colo do útero foi de 2,5 entre as utilizadoras actuais e recentes (nos últimos 10 anos).

**Cancro do fígado:** Existe um risco ligeiramente elevado de adenoma e carcinoma hepatocelular, embora ambas as situações sejam raras. A incidência de adenoma é de 1-2/ 1.000 utilizadores e parece estar associada à utilização prolongada de doses elevadas de OC P[36] .

## Pílula contraceptiva oral e metabolismo dos hidratos de carbono

A utilização de contraceptivos orais é acompanhada por alterações na utilização de hidratos de carbono. O teste de tolerância à glicose, que mede a velocidade a que a hiperglicemia induzida artificialmente regressa ao normal, revela um atraso caraterístico em muitas mulheres que tomam contraceptivos hormonais. Esta, recorde-se, é outra reação que produz um estado algo semelhante ao da gravidez normal.

Observa-se também um aumento da produção de insulina após a utilização de contraceptivos orais, tanto a curto como a longo prazo. No uso prolongado, a tendência é para a tolerância à glicose voltar ao normal, enquanto os níveis de insulina permanecem elevados, sugerindo que o hiperinsulinismo pode servir como um mecanismo compensatório para manter a homeostase da glicose.

Estas alterações são muito menos evidentes com as preparações modernas de baixa dosagem. Embora os contraceptivos orais não sejam contra-indicados na diabetes mellitus estabelecida, é necessária supervisão médica porque as necessidades de insulina podem mudar [37,38]

### Factores que determinam o nível de glicose no plasma

O nível de glucose plasmática num dado momento é determinado pelo equilíbrio entre a quantidade de glucose que entra na corrente sanguínea e a quantidade que sai. Os principais factores determinantes são, portanto, a ingestão alimentar, a taxa de entrada nas células dos músculos, do tecido adiposo e de outros órgãos e a atividade glucostática do fígado. 5% da glicose ingerida é rapidamente convertida em glicogénio no fígado e 30-40% é convertida em gordura. O restante é metabolizado no músculo e noutros tecidos. Durante o jejum, o glicogénio hepático é degradado e o fígado adiciona glicose à corrente sanguínea . Com um jejum mais prolongado, o glicogénio esgota-se e há um aumento da gluconeogénese a partir de aminoácidos e glicerol no fígado[39] .

A insulina é anabólica, aumentando o armazenamento de glicose, ácidos gordos e aminoácidos. A insulina é um polipéptido que contém duas cadeias de aminoácidos ligadas por pontes dissulfureto. A insulina é sintetizada no retículo endoplasmático das células B do pâncreas. Em seguida, é transportada para o aparelho de Golgi, onde é acondicionada em grânulos ligados à membrana. Estes grânulos deslocam-se para a parede celular e as suas membranas fundem-se com a membrana da célula, expulsando a insulina para o exterior por exocitose. A insulina é sintetizada como parte de uma pré-prohormona maior. A pré-proinsulina tem um péptido sinal de 23 aminoácidos removido quando entra no retículo endoplasmático. O restante da molécula é então dobrado e as ligações dissulfureto são formadas para produzir proinsulina. O segmento peptídico que liga as cadeias A e B, o peptídeo de ligação (peptídeo C), facilita a dobragem e depois é destacado nos grânulos antes da secreção. Duas proteases estão envolvidas no processamento da proinsulina. Normalmente, 90-97% do produto libertado pelas células B é insulina, juntamente com quantidades equimolares de péptido C. O restante é maioritariamente pró-insulina. O restante é maioritariamente pró-insulina. O péptido C pode ser medido por radioimunoensaio e o seu nível fornece um índice da função das células B em doentes que recebem insulina exógena 40.

## Mecanismo de alteração do perfil lipídico pelos contraceptivos orais

A forma como os esteróides contraceptivos orais alteram os lípidos plasmáticos não é conhecida. Foi sugerido que o aumento dos lípidos séricos pode dever-se a um aumento da síntese hepática de triacilglicerol[41,42]

Aparentemente, o componente estrogénico da pílula combinada foi responsável pelo aumento do nível sérico de triacilglicerol1[43] . Verificou-se que os contraceptivos orais elevam o nível de insulina sérica[44] . Esta insulina sérica elevada estimulou o aumento da síntese de triacilglicerol pelo fígado[42] . Este pode ser o mecanismo mais importante do aumento da produção endógena de triacilglicerol[44] . Foi referido que os contraceptivos orais provocam uma elevação dos ácidos gordos livres no plasma[45] . A elevação dos ácidos gordos livres estimulou o aumento da síntese e da secreção de lipoproteínas. Descobrir outros mecanismos possíveis para a elevação dos triacilgliceróis nas utilizadoras de contraceptivos orais. A remoção de triacilgliceróis da circulação foi analisada pela atividade lipolítica pós-hepática (PHLA)[42] . Os autores demonstraram uma menor PHLA nas utilizadoras de contraceptivos orais e concluíram que estes fármacos podem elevar o triacilglicerol plasmático devido a uma remoção deficiente, bem como a um aumento da produção endógena. Por outro lado, foi relatado que a elevação do colesterol se deve ao efeito semelhante ao dos androgénios do componente progestagénio das pílulas combinadas ,[4446] .

Verificou-se que os progestagénios "sintéticos" diminuem a lipoproteína de alta densidade (HDL) e aumentam a lipoproteína de baixa densidade (LDL), diminuindo a concentração de Apoproteína-A e aumentando a concentração de APO-B, respetivamente[47] . Os progestagénios sintéticos antagonizaram o aumento induzido pelos estrogénios no triacilglicerol e nas lipoproteínas de muito baixa densidade (VLDL)[48]

Verificou-se que o estrogénio da pílula combinada aumentava a atividade dos receptores de LDL, melhorando assim a remoção de lipoproteínas intermédias (IDL) e LDL.

O estrogénio também aumentou a quantidade de apoproteína $A_I$ no HDL, aumentando a síntese ou prejudicando o catabolismo ou ambos, aumentando assim o nível de HDL[49] .

Verificou-se que os níveis plasmáticos de lípidos e lipoproteínas variam com os teores de estrogénio dos contraceptivos orais. Os níveis séricos de colesterol total, triacilglicerol, HDL-C e VLDL-C foram positivamente associados e o LDL-C foi negativamente associado à quantidade de estrogénio na preparação combinada. Os níveis de colesterol plasmático, triacilglicerol e VLDL-C foram mais elevados nos indivíduos que tomaram contraceptivos orais com mais de 50 ^gestrogénio do que naqueles que tomaram uma preparação de 50 /ig. E a preparação contendo 30 /ig de estrogénio resultou em alterações lipídicas semelhantes às da preparação de 50 /ig[50, 51]

Foi relatado que os OCP aumentaram o triacilglicerol sérico, o colesterol total e o colesterol LDL: a elevação foi mais acentuada no triacilglicerol entre as mulheres mais jovens[52] .

As mulheres que utilizam preparações de hormonas sexuais exógenas apresentam níveis mais elevados de triacilglicerol, colesterol total, VLDL e HDL do que as não utilizadoras[53] .

Foi demonstrado um aumento significativo do triacilglicerol e do colesterol séricos nas mulheres que tomam OCP. Verificou-se que os efeitos sobre os níveis de colesterol LDL e HDL dependiam do tipo de progestagénio utilizado. O norgestrel com potência androgénica máxima provocou uma elevação do colesterol LDL e uma diminuição do colesterol HDL[54] .

A ingestão de contraceptivos orais com progestina dominante foi associada a uma hiper

trigliceridemia moderada e induziu uma diminuição favorável do rácio LDL-C: HDL-C. A preparação de baixa dose de contracetivo oral contendo 30pg de etinilestradiol mais 150 yg de levonorgestrel aumenta ligeiramente o triacilglicerol sem aumento do colesterol total.
Registaram-se reduções mais ligeiras nos níveis de colesterol HDL e de colesterol LDL. Consequentemente, os rácios HDL-C : colesterol total, HDL-C : LDL-C e apo-A : apo-B diminuíram significativamente, indicando uma redução do risco aterogénico .[48]

## Lípidos plasmáticos e transporte de lípidos[55]

Os principais lípidos no plasma não circulam na forma livre. Os ácidos gordos livres (também designados FFA, UFA ou NEFA) estão ligados à albumina, enquanto o colesterol, os triglicéridos e os fosfolípidos são transportados sob a forma de complexos lipoproteicos. Os complexos aumentam consideravelmente a solubilidade dos lípidos. Existem seis famílias de lipoproteínas, que são graduadas em tamanho e conteúdo lipídico. A densidade destas lipoproteínas (e, consequentemente, a velocidade a que sedimentam na ultracentrifugadora) é inversamente proporcional ao seu teor lipídico. Em geral, a lipoproteína é constituída por um núcleo hidrofóbico de triglicéridos e de ésteres de colesterilo rodeado de fosfolípidos e de proteínas. A forma como estas lipoproteínas se organizam numa via exógena, que transporta os lípidos do intestino para o fígado, e numa via endógena, que transporta os lípidos de e para os tecidos[55] .

Quadro I: Os lípidos plasmáticos incluem estes componentes, os ácidos gordos livres do tecido adiposo, que circulam ligados à albumina, e os restos de quilomícrons[55]

| Lipoproteínas | Tamanho (nm | *Composição %* | | | | | *Origem* |
|---|---|---|---|---|---|---|---|
| | | *Proteína* | Grátis Choles - terol | Ésteres de colesteril o | Triglicérido s | Fos- pholipi d | |
| Quilómetro | 75-1000 | 2 | 2 | 3 | 90 | 3 | Intestino |
| Quilómetro restos | 30-80 | | ... | | ... | ... | Capilares |
| Verylo w- proteínas de densidade lipo (VLDL) | 8 . | 4 | | 16 | 55 | *17* | Fígado e intestino |

| Lipoproteínas de densidade intermédia (IDL) | 25-40 | 10 | 5 | 25 | 40 | 20 | VLDL |
|---|---|---|---|---|---|---|---|
| Lipoproteínas de baixa densidade (LDL) | 20 | 20 | 7 | 46 | 6 | 21 | IDL |
| Lipoproteínas de alta densidade (HDL) | 7.5-10 | 50 | 4 | 16 | 5 | 25 | Fígado e intestino |

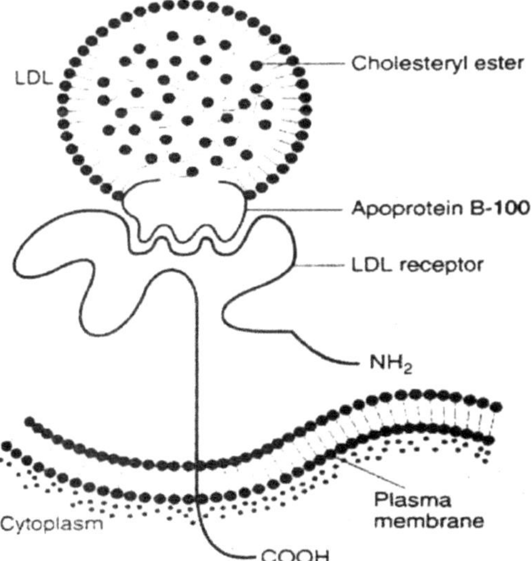


Figura 1: Representação esquemática da estrutura da lipoproteína de baixa densidade (LDL), do recetor de LDL e da ligação da LDL ao recetor através da APO B-100

**VIA EXÓGENA**

**VIA ENDÓGENA**

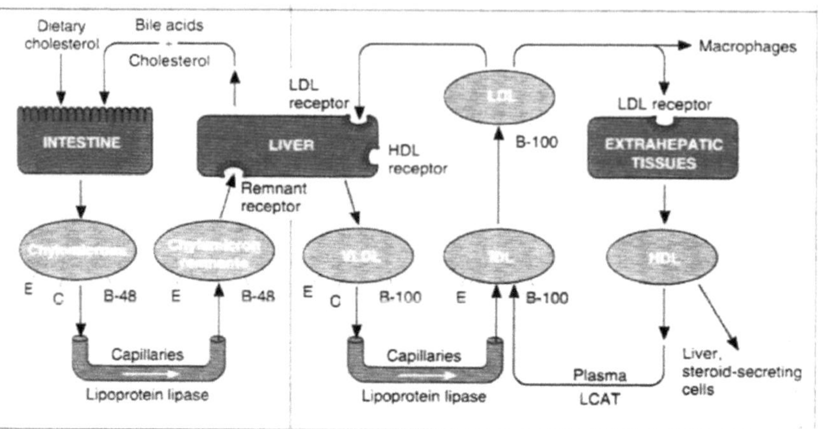


Figura :2 Esquema simplificado dos sistemas lipoproteicos de transporte de lípidos no homem. No sistema exógeno, os r'lixnicrons ricos em triglicéridos de origem alimentar são convertidos em restos de quilomicrons ricos em ésteres de colesterilo por ação da passagem da hpop-oteína I. No sistema endógeno, as VLDL ricas em triglicéridos são segregadas pelo fígado e convertidas em IDL e depois em LDL ricas em ésteres de colesterilo. LCAT lecithm-cholestero' acyltransferase As letras nos r,-on-crons, restos de quilomicrons. VLDL. IDL. e LDL identificam as principais apooroteínas nelas encontradas Qne-thi'd of re J)L é absorvido pelos macrófagos e outras células por mecanismos alternativos.

Os constituintes proteicos das lipoproteínas são denominados apoproteínas. As principais apoproteínas são a apo E, a apo C e a apo B. Existem duas formas de apo B, uma forma de peso molecular baixo denominada apo B-48, que é caraterística do sistema exógeno que transporta os lípidos exógenos ingeridos, e uma forma de peso molecular elevado denominada apo B-100, que é caraterística do sistema endógeno. Os quilomícrons são formados na mucosa intestinal durante a absorção dos produtos da digestão das gorduras. São complexos lipoproteicos muito grandes que entram na circulação através dos canais linfáticos. Após as refeições, a quantidade destas partículas no sangue é tal que o plasma pode ter um aspeto leitoso (lipemia). Os quilomícrons são eliminados da circulação pela ação da lipoproteína lipase, que se encontra na superfície do endotélio dos capilares. A enzima catalisa a decomposição dos triglicéridos presentes nos quilomícrons em AGL e glicerol, que depois entram nas células adiposas e são reesterificados. Em alternativa, os AGL permanecem na circulação ligados à albumina. A lipase lipoproteica, que necessita de heparina como cofator, também remove os triglicéridos das lipoproteínas de muito baixa densidade (VLDL) em circulação. Os quilomícrons e as VLDL contêm apo C, um complexo de proteínas, que os deixa nos capilares. Um componente do complexo, a apolipoproteína C-II, ativa a lipoproteína lipase[55] .

Os quilomícrons desprovidos de triglicéridos permanecem na circulação como lipoproteínas ricas em colesterol, denominadas remanescentes de quilomícrons, que têm 30-80 nm de diâmetro. Os remanescentes são transportados para o fígado, onde se ligam aos receptores de remanescentes de quilomícrons e de LDL, são imediatamente internalizados por endocitose mediada por receptores e são degradados nos lisossomas[70] .

Os quilomícrons e os seus restos constituem um sistema de transporte dos lípidos exógenos ingeridos. Existe também um sistema endógeno constituído pelas VLDL, pelas lipoproteínas de densidade intermédia (IDL), pelas lipoproteínas de baixa densidade (LDL) e pelas lipoproteínas de alta densidade (HDL), que transporta os triglicéridos e o colesterol para todo o organismo. As VLDL são formadas no fígado e transportam os triglicéridos formados a partir de ácidos gordos e hidratos de carbono no fígado para os tecidos extra-hepáticos. Depois de os seus triglicéridos serem em grande parte removidos pela ação da lipase lipoproteica, transformam-se em IDL. As IDL cedem fosfolípidos e, através da ação da enzima plasmática lecitina-colesterol aciltransferase (LCAT), captam ésteres de colesterol formados a partir do colesterol das HDL. Algumas IDL são absorvidas pelo fígado. As restantes IDL perdem mais triglicéridos e proteínas, provavelmente através dos sinusóides do fígado, e transformam-se em LDL. Durante esta conversão, perdem a apo E, mas a apo B-100 mantém-se[55] .

O LDL fornece colesterol aos tecidos. O colesterol é um constituinte essencial das membranas celulares e é utilizado pelas células das glândulas para produzir hormonas esteróides. No fígado e na maioria dos tecidos extra-hepáticos, as LDL são absorvidas por endocitose mediada por receptores em cavidades revestidas. Os receptores reconhecem o componente apo B-100 do LDL. Eles também ligam a apo E, mas não ligam a apo B-48.

O recetor de LDL é uma molécula grande e complexa, constituída por uma região rica em cisteína, com 292 resíduos de aminoácidos, que liga o LDL; uma região de cerca de 400 resíduos de aminoácidos, homóloga ao precursor do fator de crescimento epidérmico; uma região de 58 aminoácidos, rica em serina e treonina, que é o local de glicosilação; uma secção de 22 resíduos de aminoácidos hidrofóbicos que atravessa a membrana celular; e uma porção de 50 resíduos de aminoácidos que se projecta para o citoplasma. O gene para esta proteína contém 18 exões, 13 dos quais codificam sequências proteicas homólogas a sequências de outras proteínas. Assim, parece que o recetor de LDL é uma proteína em mosaico formada por exões que codificam partes de outras proteínas[55] .

No processo de endocitose mediada por receptores, cada fossa revestida é pinçada para formar uma vesícula revestida e depois um endossoma. As bombas proteicas nas membranas dos endossomas baixam o pH neste organelo. No caso do recetor de LDL, mas não do recetor de resíduos de quilomícrons, isto desencadeia a libertação dos receptores de LDL, que se reciclam para a membrana celular. O endossoma funde-se então com um lisossoma, onde o colesterol formado a partir dos ésteres de colesterilo pela lipase ácida nos lisossomas fica disponível para satisfazer as necessidades da célula. O colesterol nas células também inibe a síntese intracelular de colesterol através da inibição da HMG-CoA redutase, estimula a esterificação de qualquer excesso de colesterol que seja libertado e inibe a síntese de novos receptores de LDL. Todas estas reacções proporcionam um controlo de feedback da quantidade de colesterol na célula[55] .

As LDL são também captadas por um sistema de menor afinidade nos macrófagos e nalgumas outras células. Além disso, os macrófagos captam preferencialmente as LDL que foram modificadas por oxidação. Grandes doses de antioxidantes, como a vitamina E, parecem retardar a progressão da aterosclerose em animais experimentais, mas até à data os resultados no ser humano têm sido decepcionantes. O recetor de LDL em macrófagos e células relacionadas é chamado de recetor scavenger. É diferente do recetor existente noutras células e tem uma maior afinidade para o LDL alterado. Quando os macrófagos ficam sobrecarregados com LDL oxidado, transformam-se nas "células espumosas" que se observam nas lesões ateroscleróticas iniciais.

É evidente que, no estado estacionário, o colesterol tanto sai como entra nas células. O colesterol que sai das células é absorvido pelas HDL, lipoproteínas que são sintetizadas no fígado e no intestino. Algumas das HDL contêm apo E e ligam-se a receptores de LDL noutras células, transportando assim o colesterol de uma célula para outra. Para além disso, as HDL fornecem, através da LCAT, os ésteres de colesterol que são transferidos para as IDL e, através das IDL e das LDL, para o fígado[55] .

A Apo E é sintetizada pelas células do cérebro, baço, pulmão, suprarrenal, ovário e rim, bem como pelo fígado. A sua concentração está muito aumentada nos nervos lesionados, onde parece desempenhar um papel na regeneração dos nervos[55] .

Metabolismo dos ácidos gordos livres[55]

Os ácidos gordos livres (AGL) são fornecidos às células adiposas e a outros tecidos pelos quilomícrons e pelas VLDL. Também são sintetizados nos depósitos de gordura em que são armazenados. Circulam ligados à albumina e são uma importante fonte de energia para muitos órgãos. São muito utilizados no coração, mas provavelmente todos os tecidos, incluindo o cérebro, podem oxidar ácidos gordos livres em $CO_2$ e $H_2O$.

Metabolismo do colesterol[55]

O colesterol é o precursor do esteroide hornione e dos ácidos biliares e é um constituinte essencial das membranas celulares. Encontra-se apenas nos animais. Os esteróis relacionados ocorrem nas plantas, mas os esteróis vegetais não são normalmente absorvidos pelo trato gastrointestinal. A maior parte do colesterol alimentar está contida nas gemas de ovos e na gordura animal.

O colesterol é absorvido pelo intestino e incorporado nos quilomícrons formados na mucosa. Depois de os quilomícrons descarregarem os seus triglicéridos no tecido adiposo, os restos de quilomícrons levam o colesterol para o fígado. O fígado e outros tecidos também sintetizam colesterol. Uma parte do colesterol do fígado é excretada na bílis, tanto na forma livre como sob a forma de ácidos biliares. Uma parte do colesterol biliar é reabsorvida pelo intestino. A maior parte do colesterol do fígado é incorporada em VLDL e toda ela circula em complexos lipoproteicos.

Assim, quando a ingestão de colesterol na dieta é elevada, a síntese hepática de colesterol é reduzida e vice-versa. No entanto, a compensação de feedback é incompleta, porque uma dieta pobre em colesterol e gordura saturada leva a um declínio modesto no colesterol circulante no sangue[55] .

## Contraceptivos orais e doenças tromboembólicas

Em 1956, um grupo de mulheres de Porto Rico tornou-se temporariamente infértil através do tratamento com uma mistura de progestagénio e estrogénio[20] . Desde então, foram efectuadas muitas investigações sobre as consequências negativas da utilização de OCP. Os seus efeitos sobre a tolerância aos hidratos de carbono e sobre o mecanismo de coagulação do sangue têm sido os mais preocupantes. Jordan[56] relatou a ocorrência de embolia pulmonar numa mulher de 40 anos que tinha acabado de completar um curso de 4 semanas de terapia com progestagénios e estrogénios para a endometriose. Sugeriu que a utilização destes agentes hormonais poderia predispor à doença tromboembólica. Desde o aparecimento do primeiro relatório sobre uma possível associação entre a utilização de ACO combinados e o tromboembolismo, o risco dessa combinação tem sido debatido por Vessey[57] . Vários estudos retrospectivos e prospectivos sugeriram a existência de um risco acrescido de doença cardiovascular, em particular tromboembolismo venoso, embolia pulmonar, enfarte do miocárdio (MI) e acidente vascular cerebral hemorrágico em utilizadoras de ACO[58.59] um risco possivelmente relacionado com a dose de estrogénio[60] . Foi sugerido que a adesividade das plaquetas sanguíneas a uma superfície de vidro era maior nas mulheres do que nos homens, na presença de um fator encefalitogénico (uma substância semelhante à histona) derivado do cérebro humano, a adesividade das plaquetas aumentava nas mulheres devido à terapêutica com OCP[61] .

As mulheres que tomaram a preparação de PCO apresentaram um aumento significativo do nível dos factores VII e X da coagulação plasmática[62] . Um estudo subsequente relatou uma resposta semelhante em termos de coagulação com duas preparações diferentes de PCO, uma das quais era Ortho-Novin (noretisterona 2 mg + mestranol 0,1 mg), que continha o dobro da dose de NorinylI . A relação causal entre a utilização de PCO e a doença tromboembólica foi descrita pela primeira vez no Reino Unido numa comunicação preliminar ao Medical Research Council por um subcomité[63] . Os dados recolhidos independentemente no Reino Unido, na Suécia e na Dinamarca revelaram uma correlação positiva entre o risco de tromboembolismo e a dose de estrogénio na PCO. Por conseguinte, em 1970, foi recomendado que a utilização de ACO com elevado teor de estrogénio fosse interrompida[64] .

Inicialmente, a utilização de ACO contendo > 50 ug de EE foi associada a um risco acrescido de trombose, aproximadamente 3-11 vezes mais do que as não utilizadoras[65] .

Concluiu-se que o risco de trombose nas utilizadoras de ACO estava diretamente relacionado com a dose de estrogénio e não com a duração da sua utilização, ou com a idade, paridade ou estatuto socioeconómico das mulheres que tomavam ACO[66] . A atividade da antitrombina III (ATIII) diminuiu significativamente durante a utilização de PCO[67] e o componente estrogénio foi rcsponsabilizado pela queda[68] . Foi observada uma baixa atividade sérica da ATIII em doentes com embolia pulmonar, enfarte do miocárdio e trombose venosa.

A utilização de uma pílula com baixo teor de estrogénio resultou numa redução significativa do número de episódios tromboembólicos e a redução foi considerada limitada no tromboembolismo venoso[69] .

Nas mulheres que tomam OCP, os níveis de derivados de fibrinogénio de elevado peso molecular (HMWFD) estavam significativamente elevados, o que reflectia a ativação do sistema de coagulação. Não foi mediada pela ativação do fator XII nem potenciada por alterações na AT Ill. Em contrapartida, os produtos de degradação da fibrina e do fibrinogénio (FDP) no soro eram inferiores ao normal, indicando que o sistema fibrinolítico

a resposta foi inadequada[70].

Foi estudado o efeito dos OCP numa mulher caucasiana e observou-se uma aceleração dos pró-coagulantes nos sistemas de coagulação extrínsecos e intrínsecos e uma redução dos níveis plasmáticos de AT III, indicando algum desequilíbrio do mecanismo hemostático no sentido da hipercoagulabilidade. Estas alterações aumentaram com a duração da terapêutica e demoraram alguns meses a desaparecer quando os OCP foram retirados. Os PCO devem ser evitados por mulheres com doenças cardiovasculares estabelecidas ou com factores de risco cardiovascular, independentemente da idade[71] . Sugeriram ainda que o PCO parece ser um método contracetivo inadequado mesmo para mulheres saudáveis e não fumadoras com mais de 40 anos de idade.

A utilização de ACO, contendo 30 *p.g* de estrogénio nos últimos anos, pode reduzir ainda mais o risco de morte por embolia pulmonar[72] .

Dados meta-analisados[73] de 21 países não confirmaram os resultados anteriormente comunicados que associam a utilização de pílulas a mortes cardiovasculares. Uma comparação[74] de mulheres japonesas e americanas que utilizam PCO concluiu que o efeito no sistema fibrinolítico era consideravelmente melhor nas mulheres japonesas do que nas americanas, indicando uma diminuição do risco de trombose cerebral nas mulheres japonesas.

Não se observou qualquer diferença significativa entre os grupos étnicos malaios, chineses e indianos que utilizaram uma dose baixa de ACO em nenhum dos parâmetros analisados (razão de agregação plaquetária, nível de fibrinogénio, índice de deformidade dos glóbulos vermelhos, tempo de lise do coágulo de euglobina e hemograma completo). Concluíram que doses baixas de PCO não conferem risco de trombose[75] .

Os níveis de antigénio de alfa-lantitripsina, antigénio de macro globina alfa-2, antigénio de plasminogénio e atividade de plasminogénio foram significativamente mais elevados no grupo de PCO de baixa dose em comparação com as utilizadoras de PCO de alta dose e dispositivos intra-uterinos[76] . Os resultados deste estudo confirmam a segurança relativa da dose baixa de PCO em termos de coagulação/sistema fibrinolítico.

Hoque (1993) não observou diferenças significativas nos parâmetros hemostáticos e de coagulação avaliados indiretamente entre mulheres do Bangladesh[77] utilizadoras e não utilizadoras de ACO.

Quatro estudos publicados em 1995 e 199678 demonstraram um risco diferencial de tromboembolismo venoso (TEV) dependendo do tipo de progestagénio na pílula. As pílulas combinadas que contêm gestodeno ou desogestrel apresentaram um risco de TEV cerca de duas vezes superior ao das pílulas combinadas de primeira e segunda geração. O efeito pode resultar do equilíbrio entre os estrogénios e os progestagénios mais recentes, menos androgénicos, que antagonizam menos os estrogénios.

O risco de trombose venosa volta ao normal três meses após a interrupção da pílula.

A doença arterial entre os utilizadores de comprimidos é muito menos comum. Está relacionada com a idade e o risco é fortemente influenciado pelo tabagismo[79] . O tabagismo e a hipertensão aumentam significativamente o risco de AVC. A incidência de AVC hemorrágico aumenta com a idade e o uso atual de ACO pode aumentar os efeitos.

## Fisiologia da hemostasia e da coagulação sanguínea[80]

### Eventos na hemostase

O termo hemostase significa o mecanismo pelo qual a hemorragia é travada. Isto é conseguido através de vários mecanismos diferentes. Estes incluem 1) espasmo vascular 2) formação de um tampão de plaquetas 3) coagulação do sangue e 4) eventual crescimento de tecido fibroso no coágulo sanguíneo para fechar permanentemente o orifício no vaso[80] .

### 1) Espasmo vascular

Os vasos com revestimento muscular contraem-se após a lesão, ajudando assim a formação do tampão hemostático ao reduzir o fluxo sanguíneo. A vasoconstrição ocorre, no entanto, mesmo na microcirculação em vasos sem células musculares lisas. As próprias células endoteliais podem produzir vasoconstritores, como a angiotensina II. Além disso, as plaquetas activadas produzem tromboxano A2 ($TXA_2$ ), 5-hidroxitriptamina (5HT), catecolaminas com propriedades vasoconstritoras[81] .

### 2) Formação de tampão de plaquetas

Se a lacuna no vaso sanguíneo for muito pequena e muitos orifícios vasculares muito pequenos se desenvolverem todos os dias, é frequentemente selada por um tampão de plaquetas. O tampão de plaquetas é formado inicialmente pela adesão das plaquetas ao colagénio subendotelial, depois ocorre a agregação das plaquetas e, em seguida, a deposição de fibrina promove este processo[80] .

*Características físicas e químicas" das plaquetas*

As plaquetas são discos minúsculos, redondos ou ovais, não nucleados, com 2-4 micrómetros de diâmetro. São formadas na medula óssea a partir de megacariócitos, que são células extremamente grandes da série hemopoiética da medula óssea, que se fragmentam em plaquetas na medula óssea ou pouco depois de entrarem no sangue, especialmente quando tentam esgueirar-se através dos capilares pulmonares. A concentração normal de plaquetas no sangue periférico situa-se entre 150.000 e 300.000/ microlitro[80] . As plaquetas são constituídas por uma membrana lipoproteica trilaminar com filamentos contrácteis submembranares, três tipos de grânulos e uma rede interna irregular de canalículos através dos quais o conteúdo granular é libertado para a superfície plaquetária. Os tipos de grânulos são: grânulos densos que libertam difosfato de adenosina (ADP), trifosfato de adenosina (ATP), 5HT e iões de cálcio; grânulos alfa, cujos constituintes libertados incluem o fator de crescimento derivado das plaquetas, o fator plaquetário 4 com capacidade de neutralização da heparina, a tromboglobulina beta, o fator de Vonwillebrand (VWF), o fator V, o fibrinogénio e a fibronectina e os grânulos lisossomais[81] . A membrana das plaquetas é constituída por fosfolípidos, colesterol, glicolípidos e pelo menos nove glicoproteínas, Gp 1-IX. Os fosfolípidos da membrana estão distribuídos de forma assimétrica, predominando a esfingomielina e a fosfatidilcolina no folheto exterior e a fosfatidil etanolamina, o inositol e a serina no folheto interior[81] .

O sistema contrátil das plaquetas consiste no sistema microtubular denso e nos microfilamentos circunferenciais que mantêm a forma de disco. A actina é o principal constituinte do sistema contrátil, mas a miosina e uma proteína reguladora, a calmodulina, também estão presentes[81] .

***Função das plaquetas no processo homeostático***

Na parede danificada do vaso, as estruturas subendoteliais, incluindo a membrana basal, o colagénio e a microfibrina, ficam expostas. As plaquetas circulantes reagem com as fibras de colagénio expostas e a sua adesão à superfície danificada é mediada por multímeros de elevado peso molecular de VWF e, possivelmente, de fibronectina. Uma vez activadas, as plaquetas mudam imediatamente a sua forma de disco para uma pequena esfera com numerosos pseudópodes salientes. Após a adesão de uma única camada de plaquetas ao subendotélio exposto, as plaquetas aderem umas às outras para formar agregados.

Nesta fase, o fibrinogénio e a fibronectina são essenciais para aumentar o contacto entre as células e facilitar a agregação. determinadas substâncias (agonistas) reagem com receptores específicos da membrana plaquetária e iniciam a agregação plaquetária e a sua posterior ativação. Os agonistas incluem: fibras de colagénio expostas, ADP, catacolaminas, 5HT, determinados metabolitos do ácido araquidónico $TXA_2$ . Em áreas de fluxo sanguíneo não linear, como pode ocorrer no local da lesão, os glóbulos vermelhos localmente danificados libertam ADP, o que ativa ainda mais as plaquetas. O mecanismo de obstrução das plaquetas é extremamente importante para fechar as minúsculas rupturas nos pequenos vasos sanguíneos[81] .

### 3) Coagulação do sangue

### Teoria de base

Foram encontradas no sangue e nos tecidos mais de 50 substâncias importantes que afectam a coagulação sanguínea, algumas promovendo a coagulação, denominadas pró-coagulantes, e outras inibindo a coagulação, denominadas anticoagulantes. O facto de o sangue coagular ou não depende do grau de equilíbrio entre estes dois grupos de substâncias. Normalmente, os anticoagulantes predominam e o sangue não coagula; mas quando um vaso é rompido, os pró-coagulantes na área da lesão são "activados" e sobrepõem-se aos anticoagulantes e, então, desenvolve-se um coágulo[80] .

***Mecanismo geral***

A coagulação ocorre em três passos essenciais, que são brevemente descritos de seguida:

Etapa I Um complexo de substâncias chamado ativador da protrombina é formado em

resposta à rutura do vaso ou a danos no próprio sangue.

Fase IIO ativador da protrombina catalisa a conversão da protrombina em trombina.

A trombina actua como uma enzima para converter o fibrinogénio em fibrina

fios que envolvem as pateletes, as células sanguíneas e o plasma para formar o coágulo propriamente dito.

O ativador da protrombina é formado por duas vias, embora na realidade interajam constantemente entre si. (1) A via extrínseca que se inicia com o traumatismo da parede vascular e dos tecidos circundantes. (2) A via intrínseca que se inicia no próprio sangue[80]

**Mecanismo extrínseco para iniciar a coagulação**

A formação do ativador da protrombina começa com uma parede vascular traumatizada ou com tecidos extra-vasculares e ocorre de acordo com as três etapas seguintes.

1. Libertação de tromboplastina tecidular: Os tecidos traumatizados libertam um complexo de vários factores denominado tromboplastina tecidular. Este inclui especialmente fosfolípidos das membranas dos tecidos e um complexo de lipoproteínas que contém uma glicoproteína importante que funciona como enzima proteolítica.

2. Ativação do fator X em fator X ativado: O complexo lipoproteico da tromboplastina tecidular complexa-se ainda mais com o fator VII da coagulação sanguínea e, na presença de fosfolípidos tecidulares e iões de cálcio, actua enzimaticamente sobre o fator X para formar o fator X ativado.

3. Efeito do fator X ativado no ativador da protrombina: O fator X ativado complexa-se imediatamente com os fosfolípidos tecidulares libertados como parte da tromboplastina tecidular ou libertados pelas plaquetas e também com o fator V para formar o complexo denominado ativador da protrombina. Em poucos segundos, este complexo divide a protrombina para formar trombina e o processo de coagulação prossegue, o que já foi explicado em[80] .

## Mecanismo intrínseco para iniciar a coagulação

O segundo mecanismo para iniciar a formação do ativador da protrombina começa com um trauma no próprio sangue ou com a exposição do sangue ao colagénio numa parede vascular traumatizada e continua através da seguinte série de reacções em cascata[80] .

1. Ativação do fator XII e libertação de fosfolípidos plaquetários: O trauma no sangue ou a exposição do sangue ao colagénio da parede vascular altera dois importantes factores de coagulação no sangue - o Fator XII e as plaquetas. Quando o Fator XII é perturbado, por exemplo, ao entrar em contacto com o colagénio ou com uma superfície molhável como o vidro, assume uma nova configuração que o converte numa enzima proteolítica denominada "Fator XII ativado". Simultaneamente, o traumatismo sanguíneo também danifica as plaquetas, quer devido à aderência ao colagénio ou a uma superfície molhável (ou por danos de outras formas) e isto liberta fosfolípidos plaquetários que contêm a lipoproteína denominada fator 3 plaquetário, que também desempenha um papel nas reacções de coagulação subsequentes.

2. Ativação do fator XI: o fator XII ativado actua enzimaticamente sobre o fator XI para o ativar também, o que constitui o segundo passo da via intrínseca. Esta reação também requer o kiniriogénio HMW e é acelerada pela pré-calicreína.

3. Ativação do fator IX pelo fator XI ativado: O fator XI ativado actua então enzimaticamente no fator IX para ativar este fator.

4. Ativação do fator X: O fator IX ativado, actuando em conjunto com o fator VIII e com os fosfolípidos plaquetários e o fator 3 das plaquetas traumatizadas, ativa o fator X. É evidente que quando o- fator VIII ou as plaquetas estão em falta, este passo é deficiente. O fator VIII é o fator que está em falta na pessoa que tem hemofilia clássica, razão pela qual é chamado fator anti-hemofílico. As plaquetas são o fator de coagulação que falta na doença hemorrágica chamada trombocitopenia.

5. Ação do fator X ativado para formar o ativador da protrombina: Este passo da via intrínseca é o mesmo que o último passo da via extrínseca. Ou seja, o fator X ativado combina-se com o fator V e com fosfolípidos plaquetários ou tecidulares para formar o complexo denominado ativador da protrombina. O ativador da protrombina, por sua vez, inicia, em segundos, a clivagem da protrombina para formar trombina, dando assim início ao processo final de coagulação[80] .

O ativador extrínseco ou intrínseco da protrombina provoca então a conversão da protrombina em trombina. A trombina é uma enzima proteica com capacidade proteolítica. Actua sobre o fibrinogénio para remover quatro péptidos de baixo peso molecular de cada molécula de fibrinogénio, formando uma molécula de monómero de fibrina. As moléculas de monómero de fibrina polimerizam-se em segundos em longos fios de fibrina que formam o retículo do coágulo. Nas fases iniciais desta polimerização, as moléculas de monómero de fibrina são mantidas juntas por ligações de hidrogénio não covalentes fracas e os fios também não estão ligados entre si. Por conseguinte, o coágulo resultante torna-se fraco. Durante os minutos seguintes, ocorre um outro processo que fortalece bastante o retículo de fibrina. Este processo envolve uma substância denominada fator estabilizador da fibrina, que está normalmente presente em pequenas quantidades nas globulinas do plasma, mas que também é libertada pelas plaquetas aprisionadas no coágulo. Para que o fator estabilizador da fibrina possa ter efeito sobre os fios de fibrina, tem de ser ativado. Felizmente, a mesma trombina que provoca a formação de fibrina também ativa o fator estabilizador da fibrina. Esta substância activada funciona como uma enzima para formar ligações covalentes entre as moléculas de monómeros de fibrina[80] .

# Capítulo 3

**Papel dos iões de cálcio nas vias intrínseca e extrínseca**
Com exceção das duas primeiras etapas da via intrínseca e extrínseca, os iões de cálcio são necessários para a promoção de todas as reacções. Por conseguinte, na ausência de iões de cálcio, a coagulação do sangue não ocorre.

***Papel das plaquetas na trombose***

**Trombose arterial:** O papel das plaquetas na trombose arterial é semelhante ao seu papel na hemostase. Na reação hemostática, as plaquetas aderem à parede danificada do vaso e agregam-se umas às outras, libertando ADP e iniciando a cadeia de eventos que conduz à formação de um trombo branco. É necessário um dano endotelial substancial e o contacto das plaquetas com as fibras de colagénio, a membrana basal e as microfibrilas da parede do vaso para iniciar a trombose arterial[84] . O colagénio é provavelmente o componente mais eficaz da parede vascular para provocar a adesão e a agregação das plaquetas. O colagénio inicia a coagulação sanguínea e acumula fibrina e, por conseguinte, estabiliza ainda mais os trombos[85] . A trombogénese, particularmente a propagação de trombos, depende da disponibilidade de fibrina. Tanto a trombogénese como a trombólise são processos altamente dinâmicos. É um exagero patológico de um ou uma deficiência do outro que leva à formação de trombos. A turbulência do fluxo sanguíneo criada pelas placas ateroscleróticas ou por outros tipos de lesões vasculares promove a deposição de plaquetas no local da lesão vascular. Os trombos de plaquetas que se desenvolvem no local das placas ateroscleróticas podem precipitar eventos terminais através da oclusão das artérias coronárias e cerebrais[86] .

**Trombose venosa:** As plaquetas estão menos claramente envolvidas no desenvolvimento da trombose venosa do que da arterial. Os factores que contribuem para a trombose venosa são a estase circulatória, a produção excessiva de trombina, a formação de fibrina e a agregação plaquetária. Não existe uma lesão intimal clara na parede venosa que esteja associada à trombogénese. Na trombose venosa, as plaquetas, as células sanguíneas e a fibrina estão misturadas.

A importância relativamente maior da formação excessiva de fibrina em comparação com a agregação plaquetária na trombogénese venosa tem a sua implicação terapêutica.

Os anticoagulantes, que inibem a formação de fibrina, são a terapia de eleição na trombose venosa e os inibidores clássicos da agregação plaquetária, como a aspirina, não são benéficos para os doentes com trombose venosa.

Não existe uma lesão clara da íntima *na* parede venosa que esteja associada à trombogénese. Na trombose venosa, as plaquetas, as células sanguíneas e a fibrina estão misturadas.

**Metabolismo do ácido araquidónico nas plaquetas**
O ácido araquidónico é libertado dos fosfolípidos da membrana plaquetária em resposta a vários estímulos e pode ser convertido pelas vias da lipooxigenase ou da cicloxigenase.

A lipooxigenase converte o ácido araquidónico em 12 L-hidroperoxi-5, 8, 10. 14 ácido cicosatertraenóico (HPETE), que é posteriormente reduzido ao produto final HETE. A ciclo-oxigenase é a enzima-chave para a biossíntese das prostaglandinas e dos tromboxanos. Esta enzima é uma enzima bi-funcional com atividade de ciclo-oxigenase de ácidos gordos e de hidroperoxidase de prostaglandinas, tendo sido designada por prostaglandina endoperóxido sintase. A ciclo-oxigenase de ácidos gordos converte o ácido araquidónico em prostaglandinas e seus metabolitos. Os primeiros produtos intermédios reconhecíveis nesta via são os endoperóxidos cíclicos prostaglandina G (PGG) e prostaglandina H2 (PG H2 ). O tromboxano A2 (TXA2), o metabolito pró-agregador mais potente do ácido araquidónico, é formado enzimaticamente a partir de qualquer uma destas prostaglandinas. O TXA2 é instável, sofrendo uma hidrólise rápida em tromboxano B2 (TXB2), uma substância estável que pode ser medida para avaliar a quantidade de TXA2 instável produzido durante a ativação celular[84] . Para além destas vias principais, há uma conversão de pequenas quantidades de prostaglandina $G_2$ e $H_2$ em E2, $D_2$ e $F_2$ (Fig. 3).

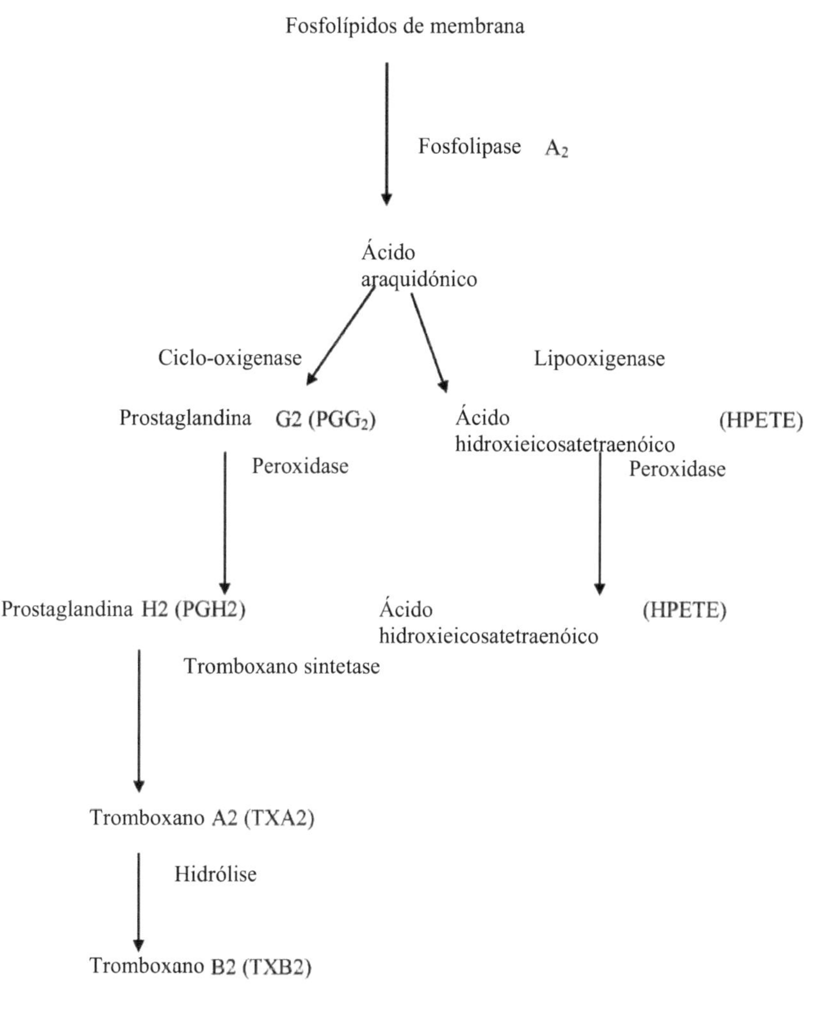


**Fig. 3:** Metabolismo do ácido araquidónico nas plaquetas

**Prevenção da coagulação do sangue no sistema vascular normal**

**Os anticoagulantes intravasculares**

***Factores da superfície endotelial***

1. A suavidade do endotélio, que impede a ativação por contacto do sistema intrínseco de coagulação[80] .
2. Uma camada de glicocálix, um mucopolissacárido, é adsorvida à superfície interna do endotélio, que repele os factores de coagulação e as plaquetas, impedindo assim a ativação da coagulação[80] .

3. Todas as células endoteliais, exceto as da microcirculação cerebral, produzem trombornodulina, um

Proteína de ligação à trombina que converte a trombina em ativador da proteína C. Proteína anticoagulante que inativa o fator V e VIII e inativa um inibidor do ativador do plasminogênio tecidual, aumentando a formação de plasmina[83] .

***Antitrombina Ação da fibrina e da Antitrombina III***

A antitrombina é um inibidor da protease circulante que se liga às serina proteases no sistema de coagulação, bloqueando a sua atividade como factores de coagulação. A ligação é facilitada pela heparina, um anticoagulante natural que é uma mistura de polissacáridos sulfatados com pesos moleculares médios de 15.000 -18.000. Os factores de coagulação que são inibidos são as formas activas dos factores IX, X, XI e X11[83] .

***Heparina***

A molécula de heparina é um polissacárido conjugado com carga altamente negativa. Tem pouca ou nenhuma propriedade anticoagulante, mas combina-se com a antitrombina III e aumenta em cem a mil vezes a eficácia da antitrombina III na remoção da trombina, actuando assim como anticoagulante. A heparina é produzida por muitas células diferentes do corpo humano, mas em quantidades especialmente grandes é formada pelos mastócitos basófilos localizados no tecido conjuntivo pericapilar em todo o corpo[80] .

***Alfa$_2$ - macroglobulina***

A alfa2-macroglobulina é uma molécula de globulina muito grande com um peso molecular de 360 000. É semelhante ao complexo antitrombina-heparina na medida em que se combina com os factores proteolíticos da coagulação. No entanto, a sua atividade não é acelerada pela heparina. A sua função consiste principalmente em atuar como agente aglutinante de vários factores de coagulação e impedir as suas acções proteolíticas até que possam ser destruídos de várias formas, mas não pela própria Alfa2-macroglobulina[80] .

**Lise de coágulos sanguíneos - plasmina**

A plasmina é uma enzima proteolítica que se assemelha à tripsina, a enzima digestiva mais importante da secreção pancreática. Digere os fios de fibrina e digere também outras substâncias presentes no sangue circundante, como o fibrinogénio, o fator V, o fator VIII, a protrombina e o fator X11[80] .

**Formação de plasmina e lise de coágulos**

Quando se forma um coágulo, uma grande quantidade de plasminogénio fica retida no coágulo juntamente com outras proteínas plasmáticas. Os tecidos lesionados e o endotélio vascular libertam um potente ativador chamado ativador do plasminogénio tecidular que, cerca de um dia mais tarde, depois de o coágulo ter parado a hemorragia, acaba por converter o plasminogénio em plasmina e remove o coágulo[80] .

**Um inibidor da plasmina, alfa$_2$ - antiplasmina**

No sangue formam-se constantemente pequenas quantidades de plasmina, o que poderia impedir seriamente a ativação do sistema de coagulação, se não fosse o facto de o sangue também conter outro fator, o alfa$_2$ - antiplasmina, que se liga à plasmina e a inibe[80] .

**Importância do sistema de plasmina**

A função do sistema de plasmina é remover coágulos muito pequenos dos milhões de minúsculos vasos periféricos que acabariam por ficar todos ocluídos se não houvesse uma forma de os limpar[80] .

## MATERIAIS E MÉTODOS

**Local do estudo**

O estudo foi realizado no Departamento de Biologia Celular e Molecular, Divisão de Investigação, Instituto de Investigação e Reabilitação em Diabetes, Doenças Endócrinas e Metabólicas do Bangladesh (BIRDEM) durante o período de janeiro de 2001 a dezembro de 2001.

**Temas**

Um número total de 40 mulheres foi incluído neste estudo, com idades compreendidas entre os 25 e os 45 anos. 29 são servidos como controlo, que estão com IMC normal (> 18,5)[15] tomando OCP de baixa dose (contendo 30ug de etinilestradiol e 150 ug de levonorgestrel) e 11 são sujeitos experimentais que estão com baixo IMC (<18,5)[15] consumindo OCP de baixa dose por 6 meses - 5 anos.

**Critérios de inclusão**

Os doentes eram normotensos, sem doenças médicas coexistentes.

**Critérios de exclusão**

Foram excluídos os doentes hipertensos, diabéticos, fumadores, alcoólicos e demasiado obesos.

**Recolha de doentes**

Os doentes foram recolhidos no centro de planeamento familiar do Dhaka Medical College Hospital (DMCH).

**Autorização**

Foi pedida autorização às autoridades do DMCH e do BIRDEM. Antes da recolha de amostras de sangue, foi explicado a cada indivíduo o objetivo do estudo e foi obtido o seu consentimento por escrito.

**Métodos**

Após a seleção dos indivíduos, foram recolhidos antecedentes familiares pormenorizados, como hipertensão, diabetes e quaisquer outras doenças, utilizando um formulário de registo de casos previamente concebido.

Os exames físicos e clínicos dos doentes foram efectuados logo no primeiro dia da visita. Foi pedido aos indivíduos que fizessem jejum durante a noite (10-12 horas) e que se apresentassem por volta das 8:30 da manhã na Divisão de Investigação, BIRDEM

**Recolha de amostras de sangue**

Após o consentimento do doente, foram colhidas amostras de sangue, seguindo todas as precauções assépticas, da veia anticubital, utilizando uma seringa de plástico descartável, num tubo de ensaio vazio e citratado com sódio, e colocadas numa caixa de gelo. Após meia hora, o sangue foi centrifugado a 3000 rpm durante 10 minutos a 4 C. Após a separação, o soro e o plasma foram armazenados a -70 C para utilização futura.

**Métodos laboratoriais**

***A. Estimativa da glucose no sangue***

A estimativa da glucose sérica foi efectuada pelo método dos óxidos de glucose (GOD-PAD) (Randox Lab, Reino Unido) utilizando o Autolab da AMS (Analyzer Medical System) Roma, Itália[89] .

*Princípio*

A glucose é determinada após oxidação enzimática na presença de glucose oxidase. O grupo aldeído da glucose é oxidado pela glucose oxidase para dar ácido glucónico e peróxido de hidrogénio. O peróxido de hidrogénio formado reage, sob catálise da peroxidase, com fenol e 4-aminofenazona para formar um corante quinoneimina vermelho-violeta como indicador.

Princípio de reação

Glucose oxidase

Glucose +O +H $O_{22}$ ácido glucónico+H $O_{22}$

Peroxiodase

2H $O_{22}$ +4 aminofenazonaquinoneimina+4H $O_2$

Reagentes:

ConteúdoConcentração inicial da solução

1. Tampão

   Tampão de fosfatoO.1 mol/L, pH 7.0

   Fenol 11 mol/1

2. Reagente GOD-PAP

   4-arninofenazona 0,77 mmol/1

   Glucose oxidase >1,5 KU/1

   Peroxidase >1,5 KU/1

3. Stanard

Glicose 5.55mmol/1

**Gama normal:** Glicose em jejum - 3,6 - 5,6 mmol/1

2 horas após 75 g de glucose - <7,8 mmol/1

***B. Estimativa do péptido C sérico***

O péptido C sérico foi estimado por uma técnica de quimioluminescência utilizando IMMULITE 2000, Diagnostic Products Corporation, EUA.(Ref)[90]

**Princípio**

A luminescência é a emissão de luz a partir de uma reação química. A quimiluminescência é a luminescência produzida por meios químicos simples, como a oxidação com H2O2, por vezes na presença de um catalisador simples. Na reação luminogénica, o substrato é desfosforilado num anião intermediário instável pelo conjugado de fosfatase alcalina capturado na pérola. O intermediário instável emite um fotão após a decomposição. A quantidade de luz emitida é diretamente proporcional à quantidade de fosfatase alcalina ligada.

Reagentes e materiais

1. Unidades de teste de peptídeo C

Cada unidade contém uma esfera revestida com antipeptídeo C policlonal rabit.

2. Cunha de reagente de péptido C

   6,5 ml de fosfatase alcalina conjugada com o péptido C em tampão.

3. Ajustadores do péptido C

   Dois frascos de péptido C liofilizado em albumina humana tamponada.

4. Diluente da amostra de péptido C Vinte e cinco ml de péptido C processado sem tampão albumina humana, com conservantes.

5. Controlo de péptido C de dois níveis
6. Substrato quimioluminescente

*Procedimento*

Foram colocados mais de 250 ^/amostra no copo de amostras e o reagente no recipiente de reagentes. Estes são colocados no espaço respetivo da célula de reação do IMMULITE. O instrumento foi programado para a estimativa da insulina sérica e o sistema IMMULITE automatiza todo o processo de ensaio da seguinte forma:

A amostra e o reagente são automaticamente pipetados para a unidade de ensaio, que é depois incubada a 37 °C com agitação intermitente. Após a incubação, a unidade de teste é rodada a alta velocidade em torno do seu eixo vertical. O fluido de reação é forçado a subir e completamente capturado na câmara do coto.

Uma série de lavagens remove eficazmente os materiais não ligados do talão e do tubo interior.

A etiqueta ligada entra então em contacto com o substrato quimioluminescente que é adicionado à unidade de ensaio. A emissão de luz foi detectada com um contador de fotões de alta sensibilidade ou com um tubo fotomultiplicador, tendo sido gerado um relatório impresso para cada amostra pelo computador do sistema. A concentração do péptido C na amostra é expressa em pmol/l.

**Gama normal do péptido C:** 1,**1-** 5,0 ng/ml

***C. Estimativa dos triglicéridos no soro***

Os triglicéridos séricos foram medidos pelo método enzimático colorimétrico (GPO-PAP) (Randox Lab, Reino Unido)[91] utilizando o autoanalisador AutoLab da AMS (Analyzer Medical System) de Roma, Itália.

*Princípio*

Os triglicéridos foram determinados após hidrólise enzimática com lipase. O indicador é a quineimina formada a partir de peróxido de hidrogénio. 4-aminofenazona e 4-clorofenol sob a influência catalítica da peroxidase.

Princípio de reação:

Lipase

Triglicérido + $H_2$ Oglicerol + ácidos gordos

GK

Glicerol + ATP glicerol 3-fosfato + ADP

GPO

Glicerol-3-fosfato + 02dihidroxiacetona fosfato + $H_2O_2$

POD

2H $0_{22}$ + 4-aminofenazona + 4-clorofenol quinoneimina + HCI +

4H2O

GPO

Glicerol-3-fosfato + $0_2$ fosfato de di-hidroxiacetona + H $0_{22}$

POD

2H $0_{22}$ + 4-arninofenazona + 4-clorofenol quinoneimina + HCI + 4H $0_2$

Reagentes

1.. Tampão

| | |
|---|---|
| Tampão Piper | 40 mmo1/2 PH 7,6 |
| 4-clorofenote | 5,5 mmol/L |
| Ião magnésio | 17,5 mmol/2 |

2. Reagente enzimático

4-aminofenazona0 ,5 mmol/L

ATP1 ,0 mol/L

Lipases>150 u/ml

Glicerol-3-fosfato oxidase>1 ,5 u/ml

Peroxidase>0 ,5 u/ml

3. Norma2 ,29 mmol/L(200mg/dl)

**Intervalo normal de triglicéridos no soro:** 55-156 mg/dl

***D. Estimativa do colesterol total no soro***

A estimativa do colesterol total no soro foi efectuada pelo método do ponto final enzimático (CHOD-PAP) (Randox Lab. UK)[92] , utilizando o auto-analisador AutoLab da AMS (Analyzer Medical System) de Roma, Itália.

*Princípio*

O colesterol livre e o colesterol libertado dos seus ésteres após hidrólise enzimática são oxidados enzimaticamente. O indicador quinoneimina é formado a partir de peróxido de hidrogénio e 4-aminoantipirina na presença de fenol e peroxidase.

**Reagente**

4-Aminoantipirina0,30 mmol/L

Fenol6 mmol/L

Peroxiase >0,5U/ml

Colesterol esterase >0,15U/ml

Colesterol oxidase>0,1U/ml

Tampão fosfato80 mmol/L pH 6,8

Norma5 ,17 mmol/L

Princípio de reação

Colesterol

Colesterol-éster +$H_2$ 0Colesterol + Ácidos gordos

Esterase

Colesterol

Colesterol + 02Colesteno-3-ona+ H $0_{22}$

Oxidase

Peroxidase

2H $0_{22}$ fenol + 4-Aminoantipirina quinoneimina + H $O_2$

ConteúdoConcentração inicial da solução

**Intervalo normal de colesterol total:** 150-200 mg/dl

### *E. Estimativa da lipoproteína de alta densidade*

A determinação da lipoproteína de alta densidade (HDL) no soro foi efectuada pelo método CHOD-PAP (Randox Lab. UK)[93] utilizando o Autoanalyzer, AutoLab da AMS (Analyzer Medical System) Roma, Itália.

*Princípio*

As lipoproteínas de alta densidade são separadas dos quilomícrons, VLDL e LDL através da adição de um reagente precipitante (cloreto de fosfotungstico-magnésio) ao soro. Após centrifugação, o conteúdo de colesterol da fração HDL que permanece no sobrenadante é determinado pelo método enzimático colorimétrico utilizando o colesterol total, reagente CHOD-PAP.

Reação de precipitação

Amostras de soro, 200 pl, foram adicionadas a 500 pl de reagente de precipitação, bem misturadas por agitação suave dos tubos. Os tubos de reação foram deixados à temperatura ambiente durante 10 minutos e depois centrifugados a 4000 rpm durante 10 minutos. O sobrenadante separado foi recolhido num tubo novo. As amostras estavam prontas para a estimativa do HDL.

Técnica laboratorial

A unidade AutoLab foi calibrada para o teste específico antes do início do ensaio, utilizando um padrão. As amostras de soro foram colocadas em copos de amostra e colocadas no suporte de copos. Os reagentes foram colocados em recipientes de reagentes e colocados na ranhura específica para reagentes.

O AutoLab foi programado para a estimativa da glucose, triglicéridos, colesterol total e colesterol HDL, tendo sido introduzida a identificação e a unidade foi colocada em funcionamento.

Obtivemos resultados e verificámos o valor dos controlos para garantir o controlo da qualidade dos testes.

**Gama normal de colesterol HDL:** 37-58 mg/dl

### *F. Estimativa do colesterol das lipoproteínas de baixa densidade*

O nível sérico de colesterol LDL foi calculado pela fórmula de Friedwald[94]

Fórmula: LDL-Chol = T Chol - (1/5 TG + HDL-chol)

Gama normal de colesterol LDL : <150 mg/dl

### *G) Estimativa do fibrinogénio plasmático:*

Os níveis de fibrinogénio no plasma são medidos pelo método de coagulação. Trata-se de uma determinação quantitativa[95] .

*Princípio*

O fibrinogénio é uma glicoproteína, presente no plasma numa concentração da ordem dos 2 a 4 g/l (200-400 mg/dl). É sintetizado no fígado (1,7 a 5 g/dia) e pelos megacariócitos. Na presença de um excesso de trombina, o tempo de coagulação de um plasma diluído tem uma relação direta com o nível de fibrinogénio plasmático.

*Reagente do kit*

- **Reagente 1**: Fibri-Preset , trombina cálcica humana titulada liofilizada contendo um inibidor específico da heparina para permitir o ensaio do fibrinogénio em amostras de plasma heparinizado.

- **Reagente 2**: tampão Owren-Koller pronto a utilizar, pH 7,35.

O Reagente 2 contém azida de sódio como conservante.

Os reagentes que contêm azida de sódio devem ser deitados fora com cuidado para evitar a formação de azidas metálicas explosivas. Ao deitar os resíduos nos lavatórios, utilizar grandes quantidades de água para lavar bem a canalização.

**Preparação e armazenamento de reagentes**

Os reagentes em frascos intactos são estáveis até à data de validade indicada no rótulo da caixa, quando armazenados a 2-8 C.

**Reagente 1**

Reconstituir cada frasco com 2 ml de água destilada. Deixar o material reconstituído repousar à temperatura ambiente (18-25 C) durante 30 minutos. Em seguida, agitar suavemente o frasco antes de utilizar.

Uma vez reconstituído, mantém-se estável durante:

4 horas a 37 C

8 horas a 20 C

24 horas a 2-8 C

1 mês a 20 C.

A trombina pode ser adsorvida em vidro. Por isso, manter o Reagente 1 reconstituído no seu frasco original ou num tubo de plástico.

**Reagente 2**

Está pronto a ser utilizado.

*Procedimento*

- Efetuar o ensaio num plasma diluído com o Reagente 2. Na diluição de 1:10 (1 vol. de plasma + 9 vol. de tampão), o tempo de coagulação observado situa-se geralmente entre 8 e 25 segundos (fibrinogénese entre 150 e 400 mg/dl). Os resultados do ensaio podem ser lidos diretamente a partir da tabela fornecida com cada kit.

- Se a fibrinogénese for elevada, o tempo de coagulação será então de 8 segundos. Repetir o teste com a diluição de 1:20 (1 vol. de plasma + 19 vol. de tampão) ou, se necessário, com a diluição de 1:30. Os resultados lidos no visor serão multiplicados por 2 ou por 3, respetivamente.

- Pelo contrário, se a fibrinogénese for baixa, o tempo de coagulação será superior a 25 segundos. Repetir o ensaio com a diluição 1:5 (1 vol. de plasma + 4 vol. de tampão) ou, se necessário, com a diluição 1:2. Os resultados lidos na tabela serão, neste caso, divididos por 2 ou por 5, respetivamente.

- Assegurar que os valores obtidos para os controlos se encontram dentro dos intervalos indicados no folheto.

Valor normal do fibrinogénio plasmático: 200-400 mg/dl.

***H) Estimativa do tempo de protrombina***

O tempo de protrombina é estimado utilizando Simplastin Excel. ' [9697] O Simplastin®Excel é um reagente de tromboplastina tecidular (cérebro de coelho) que contém iões de cálcio e estabilizadores num tampão adequado.

*Princípio*

O Simplastin Excel destina-se a detetar deficiências no sistema de coagulação extrínseco (Fator II, V, VII e X). O TP é utilizado como um exame pré-cirúrgico para detetar potenciais problemas hemorrágicos. Um TP prolongado é normalmente indicativo de uma diminuição do nível de um ou mais factores do sistema extrínseco, que pode ser causada por distúrbios de coagulação hereditários, deficiência de vitamina K, doença hepática ou administração de medicamentos. O TP é o teste laboratorial mais comum para os factores VII e X.

Não é sensível a deficiências do sistema intrínseco (factores VIII, IX, XI e XII) ou a disfunções plaquetárias. Não pode ser utilizado para monitorizar a terapêutica com heparina. Recomenda-se a determinação do Tempo de Tromboplastina Parcial Activada (APTT) (Organon Teknika Automated APTT) para monitorizar a terapêutica com heparina. Recomenda-se um teste de Tempo de Sangramento (Organon Teknika Simplate) para identificar disfunções plaquetárias[98] .

**Reagentes**

Para utilização em diagnóstico in vitro.

**Materiais fornecidos**

**Simpastin Excel[R]**

*Reagente de troniboplastina*

Contém: Tromboplastina tecidular de cérebro de coelho, juntamente com iões de cálcio e tampão, numa quantidade suficiente para o número de determinações indicado na embalagem e no rótulo do frasco. Reconstituir com o conteúdo do frasco de Diluente apropriado. Os rótulos devem conter números de kit idênticos. Agitar vigorosamente para garantir uma re-hidratação completa. Misturar novamente imediatamente antes da utilização para garantir a homogeneidade. Armazenar no frasco original (bem tapado) a 2-8 °C por um período não superior a 4 dias. Adicionar 4 dias à data de reconstituição e registar no rótulo do frasco.

Diluente

Contém: Estabilizadores e conservantes em concentrações suficientes para assegurar uma sensibilidade e estabilidade óptimas do produto. Contém 0,05% de azida de sódio como conservante.

**Precaução:** Este produto contém azida de sódio ($NaN_3$ ) como conservante. Quando deitar fora para o esgoto. Isto ajuda a evitar a formação de azidas metálicas que, quando altamente concentradas em canalizações de metal, são potencialmente explosivas.

***Controlo de qualidade***

Recomenda-se a utilização de plasmas de controlo (Verify® 1,2 e 3) para monitorizar os testes de coagulação. Utilizar cada controlo de acordo com as instruções do folheto informativo. Para um desempenho laboratorial ótimo, o plasma de controlo recentemente reconstituído deve ser utilizado com Simplastin Excel.

***Procedimento de ensaio***

A sequência seguinte para efetuar um teste de tempo de protrombina de uma fase é adequada para técnicas manuais; as determinações automatizadas devem ser efectuadas de acordo com as instruções específicas que acompanham o instrumento utilizado.

1. Pré-aquecer um volume suficiente de Simplastin Excel reconstituído a 37°C (0,2 ml, por teste). Devem ser tomadas precauções para evitar a evaporação e não manter o produto destapado a 37°C durante mais de 60 minutos antes de o utilizar.
2. Rotular um tubo de ensaio para cada amostra (doente e controlo) a ser testada.
3. Adicionar 0,1 ml de amostra ou de controlo ao tubo adequado.
4. Incubar cada amostra e controlo a 37°C durante 3 a 10 minutos.
5. Adicionar à força 0,2 ml de Simplastin Excel pré-aquecido e iniciar simultaneamente a contagem do tempo para a deteção do coágulo.
6. Registar o tempo, em segundos, necessário para a deteção do coágulo.

*Notas processuais*

É importante a utilização de material de vidro ou plástico limpo, restrito especificamente à coagulação. É necessária uma técnica consistente para todos os procedimentos de coagulação. Recomenda-se a realização de determinações em duplicado.

As amostras de plasma homolizado, itérico ou lipémico não interferem normalmente com este procedimento. No entanto, os resultados devem ser avaliados cuidadosamente quando se testam estas amostras em instrumentos foto-ópticos.

Embora a maioria dos métodos manuais ou automáticos de deteção de coágulos possa ser utilizada com o Simplastin Excel, métodos diferentes podem detetar parâmetros ligeiramente diferentes. É necessário ter cuidado ao comparar resultados de métodos diferentes.

**Intervalo normal do tempo de protrombina:** 10-14 segundos.

### *I) Estimativa da agregação plaquetária*

Os testes de agregação plaquetária foram realizados utilizando o agregómetro Chrono Log Lumi (Chronolog Corp. Havertown, PA, EUA) ligado a um registador potenciométrico[99] .

*Especificações do instrumento:.*

I. Volume da amostra: 450^l, 250^l com espaçador P/N 365

2. Cubetas: P/N 312

3. Barra de agitação: Reutilizável revestida a teflon P/N 313

4. Controlos do painel frontal: Botão único para regulação automática da linha de base

5. Velocidade de agitação: Controlada por cristais no painel frontal, selecionável para cada canal, de desligado a 1200 rpm em passos de 100 rpm. Velocidade fixa de 1200 rpm

6. Temperatura: Bloco aquecido $37^0 \pm 0,2^0$ C controlado eletronicamente, indicado na frente medidor de painel.

7. Poço de incubação: Seis poços para cuvetes de 450 ul a 36,5 C ± 1,0 C para cada canal

8. Necessidade de alimentação: 115 ou 230 VAC conforme específico. Consumo de energia 80-

120 watts.

9. Dimensões: 46 cm (18,25 polegadas) a 62 cm (24 polegadas) de largura 24 cm (9,5 polegadas) de altura, 13,5

polegadas (34 cm) a 18 polegadas (46 cm) de profundidade

10. Peso: 12 kg (26 lbs.) a 25 kg ( 55 lbs.)

II. Registador: Chrono Log modelo 705 caneta simples

**Reagente**

ADP: Trata-se de um indutor para o estudo da agregação plaquetária. Foi fornecido como 2,5 mg de preparação liofilizada de adenosina di-fosfato da Chrono Log Corporation, Havertown. O ADP fornecido foi armazenado a -70°C. Para a preparação de uma solução-mãe de 1 mM, retirou-se a rolha do frasco para injectáveis e reconstituiu-se com 5 ml de solução salina fisiológica estéril. A solução-mãe foi utilizada como solução de trabalho. Adicionando 1 pl de ADP de reserva a uma amostra de 1 ml, obtém-se uma concentração final de 1pM/1. A ADP de reserva e de trabalho foi armazenada a -70°C. Mantivemos uma concentração final de 15 uM.

*Amostra*

Plasma rico em plaquetas (PRP)

Plasma pobre em plaquetas (PPP)

*Preparação de plasma rico em plaquetas (PRP)*

A amostra de sangue anticoagulado foi cuidadosamente centrifugada a aproximadamente 100X g durante 15 minutos a 20°C. Em seguida, uma porção do sobrenadante foi transferida para um tubo de ensaio de plástico de polipropileno com a ajuda de uma pipeta de transferência de polipropileno.

*Preparação de plasma pobre em plaquetas (PPP)*

O mesmo sobrenadante foi novamente centrifugado a 2400X g durante 20 minutos a 20°C. O sobrenadante foi transferido para um tubo de plástico de polipropileno com a ajuda de uma pipeta de transferência de polipropileno.

Procedimento:

O agregómetro foi ligado pelo menos 20 minutos antes da utilização. A indicação da temperatura de 37°C indica que o agregómetro está pronto a ser utilizado. Colocaram-se 500 *pl* de PRP numa cuvete P/N 312 e 500 *pl* de PPP noutra cuvete P/N 312. Depois de abrir a tampa do bloco aquecedor, introduziu-se PRP na cavidade identificada como PRP e PPP na cavidade identificada como PPP. Em seguida, adicionou-se uma barra de agitação reutilizável P/N 313 à cuvete PRP e fechou-se a tampa do bloco aquecedor. A velocidade de agitação foi fixada em 1000 rpm. Em seguida, baixou-se a caneta do registador e ligou-se a unidade de registo. Quando o botão de pressão da linha de base foi premido, a caneta do registador moveu-se para a linha 10/90 no lado direito do registador, definindo automaticamente a linha de base de 100% (PRP). Aproximadamente 30 segundos depois, a tampa do bloco aquecedor foi aberta e o reagente apropriado (ADP) de concentração conhecida foi adicionado à amostra (PRP) utilizando uma micropipeta. Fechar a tampa do bloco aquecedor e deixar a curva ótica correr durante o intervalo de tempo desejado para o ensaio. Recomenda-se um mínimo de 5 minutos. No final do intervalo de tempo de ensaio, levanta-se a caneta do registador e desliga-se a unidade gráfica[102] .

***Resultado:***

Os resultados foram normalmente expressos em percentagem de agregação e declive.

A definição automática do ganho ótico assegura que 100% da agregação é igual a 8 quadrados grandes no gráfico, de modo a que

- cada quadrado grande corresponde a 12,5% de agregação

- cada quadrado pequeno corresponde a 1,25% de agregação

O declive foi determinado traçando uma tangente à parte mais acentuada da curva. É então construído um triângulo retângulo sobre um intervalo de um minuto. A altura do triângulo é a taxa de variação da agregação num minuto, que é definida como o declive.

- Se a altura do triângulo retângulo é de 73 quadradinhos, o que corresponde a um declive de 73 X 1,25 = 91% de agregação por minuto.

Os resultados da agregação são determinados por inspeção do registo e comunicados ao interger mais próximo.Determinação do declive

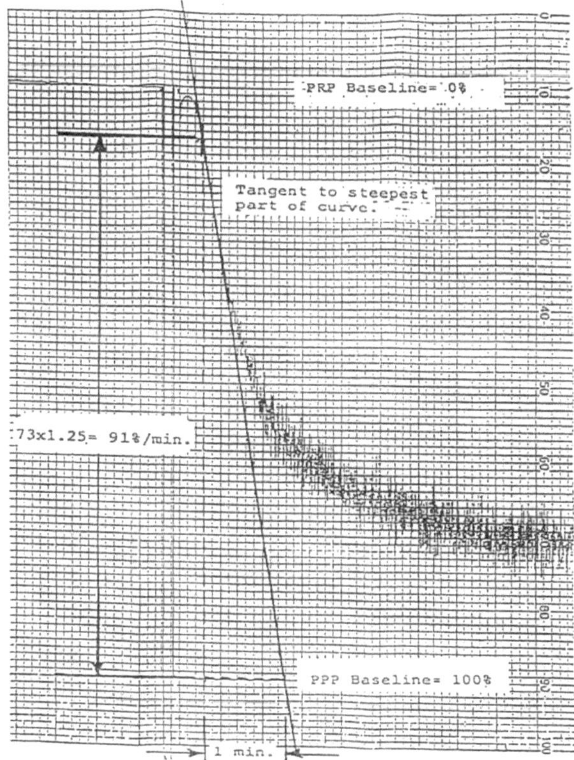

Fig. 3: Determinação do declive da agregação plaquetária

### *J) Estimativa da atividade da antitrombina III*[101]

### *Princípio*

A antitrombina III (AT III), também conhecida como cofator da heparina, é a principal proteína plasmática responsável pela inibição das serino-proteases activas na cascata da coagulação. Na presença de heparina, este inibidor progressivo é potenciado para complexar rapidamente e tornar inativa a trombina e os factores XIIa, XIa, IXa e Xa.

A deficiência de AT III pode ser hereditária ou adquirida. As deficiências hereditárias estão associadas a doença tromboembólica espontânea, enquanto as deficiências adquiridas ocorrem na doença hepática e na coagulação intravascular disseminada (CID). Devido ao papel vital da AT III, o rastreio dos doentes antes da heparinização em CID ou dos doentes com antecedentes pessoais ou familiares de trombose pode fornecer informações de diagnóstico importantes. .

O ensaio Chromostrate Antithrombin III mede os níveis funcionais de AT III no plasma através de um método amidolítico que utiliza um substrato cromogénico sintético. O plasma que contém AT III é diluído na presença de heparina e incubado com um excesso de trombina, formando um complexo antitrombina III- trombina-heparina. A trombina restante catalisa a libertação de p-nitroanilina (pNA) do substrato cromogénico. A libertação de pNA é medida por um método de ponto final ou cinético a 405 nm. A absorvância obtida é inversamente proporcional à concentração de AT III na amostra e pode ser quantificada por interpolação a partir de uma curva de calibração.

**Reagentes**

**Substrato, reagente - 4 frascos/5,0 ml**

Contém: 5 ^mols/frasco de H-D-Ciclohexil tirosil-L-alfa-amino-butiril-L-Arginina- paranitroanilida (2AcOH.H-D-CHT-L-ABut-L-Arg-pNA). Reconstituir um frasco para injectáveis com 5,0 ml de água purificada, agitando suavemente e deixando repousar durante 5 minutos à temperatura ambiente. O reagente reconstituído deve ser utilizado no prazo de 30 dias a contar da data de reconstituição, quando armazenado a 2 -8 C.

**Reagente de trombina - 4 frascos/5,0 ml**

Contém: Trombina humana, aproximadamente 65 nKat/frasco para injectáveis. Um frasco para injectáveis foi reconstituído com 5,0 ml de água purificada, agitando suavemente e deixando repousar durante 5 minutos à temperatura ambiente. O regente reconstituído deve ser utilizado no prazo de 7 dias a partir da data de reconstituição, quando armazenado a 2-8 C.

**Concentrado de tampão -2 frascos de 25 ml**

Contém: Tampão específico do substrato, pH 8,7. Foi diluído 1:10 com água purificada (uma parte de tampão, nove partes de água). O regente reconstituído deve ser utilizado no prazo de 30 dias a partir da data de reconstituição quando armazenado a 2 -8 C.

**Reagentes e materiais necessários mas não fornecidos**

- 50% de ácido acético
- Parar o relógio
- Tubos e pipetas de plástico
- Banho de água
- Espectrofotómetro a 405 nm

**Recolha e preparação de amostras**

Foram utilizados tubos de colheita comerciais contendo citrato de sódio a 3,8%. Imediatamente após a colheita, as amostras foram centrifugadas e o plasma foi removido das células. A amostra deve ser armazenada entre 2 - 8 C até ser testada. O teste deve ser efectuado no prazo de 4 horas após a colheita da amostra. Se o plasma tiver de ser congelado, deve ser congelado rapidamente, mas não durante mais de 30 dias.

**Calibração**

**Preparação da curva de calibração**

A curva de calibração da antitrombina III foi preparada a partir de diluições do plasma de referência MDA Verify. Diluições do plasma de referência em tampão, 1:40, 1:80 e 1: 160, correspondem a uma atividade teórica de 100%, 50% e 25%. A curva de calibração foi construída a partir do valor de referência real (% de atividade).

**Análise**

- Foi calculada a média das leituras de absorvância a 405 nm para cada diluição de plasma de referência e, em seguida, subtraída da absorvância do branco correspondente.
- O nível de antitrombina III (real) para cada diluição de plasma de referência foi determinado utilizando o valor de antitrombina III atribuído para o lote específico de MDA Verificar Diluição de Plasma na seguinte equação:

%atividade (real)=- % atividade (teórica) x valor atribuído/100

Foi traçada a relação entre a % de atividade (real) e a absorvância a 405 nm para cada diluição de referência do plasma. Em seguida, foi traçada uma linha reta de melhor ajuste através dos três pontos de referência.

**Procedimento de ensaio**

**Preparação das diluições de plasma:** As diluições de plasma do doente, de controlo e de referência foram preparadas em tampão da seguinte forma:

Paciente (1:40), 0,05 ml (50^1) de plasma para 1,95 ml de tampão

Controlo (1:40), 0,05 ml (50^1) de plasma para 1,95 ml de tampão

Referência100% (1:40), 0,05 ml (50 ^1) de plasma para 1,95 ml de tampão

50% (1:80), 1,O ml (1:40) de diluição para 1,0 ml de tampão

25%(1:160), 1,0 ml (1:80) de diluição para 1,0 ml de tampão

**Análise do ponto final**

Foram etiquetados três tubos de plástico, dois como "teste" e um como "branco" para cada diluição de plasma a ser testada.

**Em tubos rotulados como "teste**

- Diluição do plasma adicionada200 ul
- Incubado a 37°C3 -5 minutos
- Reagente de trombina adicionado200 *pl*
- Misturar e incubar durante exatamente 60 segundos
- Reagente de substrato adicionado200 *pl*
- Misturar e incubar durante exatamente 30 segundos
- 50% de ácido acético adicionado200ul
- Misto imediatamente

**Para um tubo com a designação "branco**

- Diluição plasmática adicionada200u1
- Água purificada400u1
- Ácido acético a 50% adicionado200 u1
- Misturado completamente
- A cor manteve-se estável durante várias horas. As absorvâncias do "teste" e do "branco" foram registadas a 405 nm em relação à água purificada.
- Foi calculada a média das leituras de absorvância a 405 nm para cada amostra e depois subtraída da absorvância do branco correspondente. A percentagem de atividade de cada amostra foi interpolada diretamente a partir da curva de calibração.

## Análise estatística

Os resultados foram expressos como mediana (intervalo), exceto quando indicado de outra forma. Todas as análises foram efectuadas utilizando o pacote Statistical Package for Social Science (SPSS) para Windows versão 7.5. Para comparar as diferenças estatísticas entre os dois grupos, os resultados foram calculados pelo teste de Mann-Whitney. A diferença entre o IMC e outros parâmetros foi analisada pelo teste do coeficiente de correlação de Pearson. O valor de p inferior a 0,05 foi considerado como nível de significância.

# Capítulo 4

# Resultados

## Características clínicas dos indivíduos do estudo (Tabela I):

No presente estudo, 29 indivíduos apresentavam um IMC normal e 11 indivíduos apresentavam um IMC baixo.

A idade média do grupo com IMC normal era de 28 anos (intervalo: 25-45 anos) e a idade média do grupo com IMC baixo era de 26 anos (intervalo: 25-32 anos).

O valor mediano do IMC no grupo de IMC normal foi de 23,06 (intervalo: 19,40-30,08) e no grupo de IMC baixo foi de 18,44 (intervalo: 15,04-18,50))

A duração mediana da utilização de contraceptivos orais no grupo com IMC normal foi de 24 meses (intervalo: 7-60 meses) e no grupo com IMC baixo foi de 12 meses (intervalo: 6-24 meses)

Não há diferença significativa nas características clínicas dos diferentes grupos.

## Estado glicémico e insulinémico dos sujeitos do estudo (Quadro II - Quadro IV)

O valor mediano da glicemia em jejum no grupo de IMC normal foi de 4,1 mmol/l (intervalo: 2,5-5,25) e no grupo de IMC baixo foi de 3,7 mmol/l (intervalo: 2,5-5,25). Não houve diferença estatisticamente significativa na glicemia em jejum nos dois grupos estudados (p=0,309).

Tal como os níveis de glucose no sangue em jejum, não houve diferença significativa no nível de glucose no sangue pós-prandial dos dois grupos de indivíduos (p=0,202).

O valor mediano do péptido C sérico no grupo com IMC normal foi de 1,30 ng/ml (intervalo: 0,89-4,8) e no grupo com IMC baixo foi de 1,1 ng/ml (intervalo: 0,55-4,60). Foi encontrada uma diferença estatisticamente significativa nos níveis séricos de peptídeo C entre estes dois grupos de utilizadores de ACO (p=0,043). Embora se tenha verificado uma diferença significativa no peptídeo C sérico, os seus níveis sanguíneos estavam dentro do intervalo de referência (1,1-5 ng/ml). Os seus valores encontravam-se no limite inferior do intervalo (quadro II).

*Estado glicémico e insulinémico dos indivíduos do estudo de acordo com a duração da utilização da pílula (tabela III)* : Não foi observada qualquer diferença estatisticamente significativa no estado glicémico e insulinémico entre os grupos na glicemia de jejum (p=0,443), 2 horas após 75 g (p=0,255) de glicose.

Foi encontrada uma diferença significativa nos níveis de péptido C (p=0,044) entre as mulheres com IMC normal e as mulheres com IMC baixo com a mesma duração de utilização da pílula. Mesmo quando a duração é igualada, os níveis séricos de péptido C continuam a apresentar uma diferença significativa.

*Estado glicémico e insulinémico dos indivíduos do estudo com IMC normal (Quadro IV)*

A alteração do estado glicémico e insulinémico foi analisada em indivíduos com IMC normal. 20 mulheres estavam a usar PCO há <24 meses e 9 mulheres estavam a usar há mais de 24 meses a 60 meses. Não foram observadas diferenças estatisticamente significativas na glicemia de jejum (p = 0,450), 2 horas após 75g de glicose (p = 0,925) e no peptídeo C (p = 0,463). Comparativamente, observou-se uma glicemia de jejum mais elevada e um nível baixo de péptido C entre os utilizadores de longa data de comprimidos.

## Função das células B e sensibilidade à insulina dos indivíduos do estudo pelo método HOMA (Quadro V):

Foi observada uma sensibilidade à insulina estatisticamente significativa entre os dois grupos de utilizadores de comprimidos (p = 0,047). Verificou-se uma melhor sensibilidade à insulina nos utilizadores de comprimidos com baixo IMC (47,30%).

## Perfil lipídico dos diferentes grupos de indivíduos do estudo (Tabela VI - Tabela VIII):

Verifica-se uma diminuição global dos níveis de triglicéridos, colesterol total, colesterol HDL e colesterol LDL nas mulheres com baixo IMC que utilizam PCO, em comparação com as do grupo com IMC normal (Tabela VI). Verificou-se um aumento estatisticamente significativo do colesterol total (p = 0,018) e do colesterol LDL (p = 0,017) (Quadro VII). Esta diferença pode estar associada à duração da utilização de ACO, mas o aumento do perfil lipídico no grupo com IMC normal ao longo do tempo não é estatisticamente significativo (Tabela VIII).

Também se observou uma diferença significativa no perfil lipídico, com a mesma duração de utilização de ACO, entre as mulheres com IMC normal e as mulheres com IMC baixo que utilizam ACO.

## Estado de coagulação - agregação plaquetária, fibrinogénio plasmático e tempo de protrombina dos indivíduos do estudo (Tabela IX-XI):

O valor mediano da agregação plaquetária no grupo com IMC normal foi de 20% (variação de 6,25-47,50) e no grupo com IMC baixo também foi de 20% (variação de 6,25-71,25). Não houve diferença estatisticamente significativa na agregação plaquetária entre estes dois grupos estudados (p =0,387).

O valor mediano do fibrinogénio plasmático no grupo com IMC normal foi de 450 mg/dl (intervalo 165-700) e no grupo com IMC baixo foi inferior a 318 mg/dl (intervalo 142-788). Não existe uma diferença estatisticamente significativa no nível de fibrinogénio plasmático nos dois grupos (p = 0,332). O valor de referência do fibrinogénio plasmático é de 200-400 mg/dl. 15 utilizadores de pílulas com IMC normal e 4 utilizadores de pílulas com IMC baixo apresentaram um aumento do nível de fibrinogénio plasmático.

O valor mediano do tempo de protrombina no grupo de baixo IMC foi de 13,80 segundos (intervalo: 12,00-16,30), o que é 1,6 segundos mais elevado do que o do grupo de IMC normal com duração equivalente. O valor mediano do tempo de protrombina no grupo com IMC normal foi de 12,20 segundos (variação: 11,10-16,00). Existe uma diferença significativa no tempo de protrombina entre os dois grupos (p = 0,019), tendo sido observado um tempo de protrombina significativamente prolongado entre os utilizadores de comprimidos com baixo IMC (tabela X).

*Estado da coagulação - agregação plaquetária, fibrinogénio plasmático e tempo de protrombina dos indivíduos do estudo com IMC normal (Quadro XI):*

O estado da coagulação também foi avaliado nos grupos de IMC normal. 20 mulheres utilizaram ACO durante menos de 24 meses e 9 mulheres utilizaram ACO durante mais de 24 a 60 meses. Mas não foram observadas diferenças significativas na agregação plaquetária (p = 0,777), no fibrinogénio plasmático (p = 0,437) e no tempo de protrombina (p = 0,148) entre estes grupos de utilizadoras de pílulas com IMC normal.

## Atividade da antitrombina III dos indivíduos do estudo (Quadro XII-XIV)

O valor mediano da atividade plasmática da antitrombina III nas mulheres com IMC normal foi de 108% (intervalo: 66-210) e no grupo com IMC baixo foi de 105% (intervalo: 76-134). Os dados indicam que não houve diferença estatisticamente significativa entre esses dois grupos (p = 0,421), mostrados na tabela XII. Não se observou qualquer diferença na atividade da AT III com a duração do uso de ACO (Tabela XIII) em mulheres com IMC normal (p = 0,723). Verificou-se que a atividade da AT III subiu para o limite superior em ambos os grupos de utilizadoras de pílulas (88-111%).

## Coeficiente de correlação de Pearson entre o IMC e o estado glicémico, insulinémico, perfil lipídico, estado de coagulação e TA III (Quadro XV, XVI, XVII):

Foi encontrada uma correlação negativa significativa entre a glucose no sangue em jejum e a população com baixo IMC (r = -622, p = 0,041) (Tabela XV). Foi encontrada uma correlação positiva significativa entre o TA III e o baixo IMC (r = 0,591, p = 0,072) (Tabela XVII).

Não foi encontrada uma correlação significativa entre outros com o IMC.

Foi encontrada uma correlação positiva entre o fibrinogénio e a antitrombina III no IMC normal, que não se mantém no IMC baixo.

1. **As características clínicas dos diferentes grupos de indivíduos do estudo são** apresentadas na Tabela I: Não há diferença significativa nas características clínicas dos diferentes grupos.

**Tabela I: Características clínicas dos diferentes grupos de indivíduos do estudo**

| Grupos | IMC normal (n=29) | Baixo IMC (n=11) |
|---|---|---|
| Idade (anos) | 28.00 (25-45) | 26.00 (25-32) |
| IMC (kg/m2) | 23.06 (19.40-30.08) | 18.44 (15.04-18.50) |
| Duração (meses) | 24.00 (7-60) | 12.00 (6-24) |

Os resultados são expressos como mediana (intervalo) IMC normal=Sujeitos com IMC normal IMC baixo=Sujeitos com IMC baixo n=Número de sujeitos IMC=Índice de Massa Corporal Duração= Duração da utilização de ACO

2. **Estado glicémico e insulinémico dos sujeitos do estudo** (Quadro II):

Não há diferença estatisticamente significativa na glicemia de jejum (p=0,309) e no nível de glicemia pós-prandial (p=0,202) nos dois grupos estudados. Foi encontrada uma diferença estatisticamente significativa nos níveis séricos de péptido C entre estes dois grupos de utilizadores de ACO (p=0,043), mas os seus níveis sanguíneos estavam dentro do intervalo de referência (1,1-5 ng/ml). Os seus valores encontravam-se na extremidade inferior do intervalo (Quadro II).

**Tabela-II:Estado glicémico e insulinémico dos indivíduos do estudo**

| Grupos | IMC normal (n=29) | Baixo IMC (n=11) | Valor U/p |
|---|---|---|---|
| F Glicose (mmol/L) | 4.1 (2.50-5.25) | 3.7 (2.5-5.25) | 126.00/0.309 |
| Glicose 2 horas (mmol/L) | 6.25 (4.20-8.00) | 5.5 (4.10-8.60) | 117.50/0.202 |

| C pep(ng/ml) | 1.30 (0.89-4.8) | 1.1 (0.55-4.60) | 93.00/0.043 |
|---|---|---|---|

Os resultados são expressos em mediana (intervalo)

Os valores de p foram calculados pelo teste de Mann-Whitney

IMC normal=Sujeitos com IMC normal
IMC baixo=Sujeitos com IMC baixo
P= valor significativo para 'r',
F glucose = glucose em jejum,
2 horas-glicose= 2 horas após a ingestão de 75 gm de glucose,

C pep=C péptido

3. **Estado glicémico e insulinémico dos indivíduos do estudo de acordo com a duração da utilização da pílula (<24 meses)** (Quadro III)

Não foram observadas diferenças estatisticamente significativas no estado glicémico e insulinémico entre os grupos na glicemia de jejum (p=0,443), 2 horas após 75 g (p=0,255) de glicose.

Verificou-se uma diferença significativa nos níveis de péptido C (p=0,044) entre as mulheres com IMC normal e as mulheres com IMC baixo com a mesma duração de utilização da pílula.

**Tabela III: Estado glicémico e insulinémico dos indivíduos do estudo de acordo com a duração da utilização da pílula (<24 meses)**

| Grupos | IMC normal (n=20) | Baixo IMC (n=11) | Valor U/p |
|---|---|---|---|
| F Glicose (mmol/l) | 4.0(2.50-5.25 ) | 3.7(2.5-5.25) | 91.50/0.443 |
| Glicose às 2 horas (mmol/l) | 6.25(4.20-8.00) | 5.5(4.10-8.60) | 82.50/0.255 |
| Cpep (ng/ml) | 1.55(o.89-4.8) | 1.1(0.55-4.60) | 61.50/0.044 |

Os resultados são expressos em mediana (intervalo)
Os valores de p foram calculados pelo teste de Mann-Whitney

IMC normal=Sujeitos com IMC normal que estão a usar OCP<24 meses
Baixo IMC=Sujeitos com baixo IMC que estão a usar OCP<24 meses

n=Número de indivíduos
P= valor significativo para 'r',
F glucose = glucose em jejum,
2 horas-glicose= 2 horas após a ingestão de 75 gm de glucose,

C pep=C péptido

4. **Estado glicémico e insulinémico dos indivíduos do estudo com IMC normal**

Não foram registadas diferenças estatisticamente significativas na glicemia em jejum (p = 0,450), 2 horas após 75 g de glicose (p = 0,925) e no péptido C (p = 0,463). Comparativamente, observou-se uma glicemia de jejum mais elevada e um nível baixo de péptido C entre os utilizadores de pílulas de longa duração.

**Quadro IV: Estado glicémico e insulinémico dos indivíduos do estudo com IMC normal**

| Grupos | Grupo I (n=20) | Grupo II (n=9) | Valor U/p |
|---|---|---|---|
| F Glicose (mmol/l) | 4 (2.50-5.25) | 4.25(3.5-5.00) | 74.00/0.450 |
| Glicose às 2 horas (mmol/l) | 6.25 (4.20-8.00) | 5.75 (5.50-7.75) | 88.00/0.925 |
| Cpep (ng/ml) | 1.55 (0.89-4.8) | 1.3(1.00-2.40) | 74.50/0.463 |

Os resultados são expressos em mediana (intervalo)
Os valores de p foram calculados pelo teste de Mann-Whitney

IMC normal=Sujeitos com IMC normal que estão a usar PCO<24 meses IMC baixo=Sujeitos com IMC baixo que estão a usar PCO<24 meses

Grupo I=Sujeitos com IMC normal que estão a usar OCP <24 meses

GrupoII=Sujeitos com IMC normal que estão a utilizar ACO >24 meses

n=Número de indivíduos
P= valor significativo para 'r',
F glucose = glucose em jejum,
2 horas de glucose= 2 horas após a ingestão de 75 g de glucose

C pep=C péptido

5. **Função das células B e sensibilidade à insulina dos indivíduos do estudo pelo método HOMA** (Tabela V):
Foi observada uma sensibilidade à insulina estatisticamente significativa entre os dois grupos de utilizadores de comprimidos (p=0,047). Foi encontrada uma melhor sensibilidade à insulina nos utilizadores de comprimidos com baixo IMC (47,30%).

**Tabela V: Função das células B e sensibilidade à insulina dos indivíduos do estudo pelo método HOMA**

| **Grupos** | **IMC normal (n=29)** | **Baixo IMC (n=11)** | **Valor U/p** |
|---|---|---|---|
| **HOMA B (%)** | **339.40 (177.50-924.20)** | **229.00 (106.50-944.40)** | **150.00/0.774** |

| HOMA S (%) | 34.40 (10.20-56.60) | 47.30 (10.70-100.60) | 94.00/0.047 |
|---|---|---|---|

Os resultados são expressos como mediana (intervalo) Os valores de p foram calculados pelo teste de Mann-Whitney

IMC normal=Sujeitos com IMC normal
IMC baixo=Sujeitos com IMC baixo

n=Número de indivíduos
P= valor significativo para 'r',

HOMA B= função das células B, HOMA S= sensibilidade à insulina.

6. **Perfil lipídico dos diferentes grupos de indivíduos do estudo** (Quadro VI):

Verifica-se uma diminuição global dos níveis de triglicéridos, colesterol total, colesterol HDL e colesterol LDL nas mulheres com baixo IMC que utilizam OCP, em comparação com as do grupo com IMC normal.

**Tabela-VI: Perfil lipídico dos diferentes grupos de indivíduos do estudo**

| Grupos | IMC normal (n=29) | Baixo IMC (n=11) | Valor U/p |
|---|---|---|---|
| TG (mg/dl) | 98 (46-280) | 72 (53-144) | 99.00/0.067 |
| T.col (mg/dl) | 180 (119-269) | 127 (109-231) | 81.50/0.018 |
| HDL.chol (mg/dl) | 35 (26-53) | 34 (27-45) | 149.00/0.749 |
| LDL.chol (mg/dl) | 124 (76-197) | 73 (49-180) | 81.00/0.017 |

Os resultados são expressos como mediana (intervalo) Os valores de p foram calculados pelo teste de Mann-Whitney

IMC normal=Sujeitos com IMC normal
IMC baixo=Sujeitos com IMC baixo

n=Número de indivíduos
P= valor significativo para 'r',

TG= Triglicéridos,
T.colesterol - Colesterol total,
HDL = Lipoproteína de alta densidade,
LDL=Lipoproteínas de baixa densidade.

7. **Perfil lipídico dos diferentes grupos de indivíduos do estudo de acordo com a duração da utilização da pílula (<24 meses)**

Também se observou uma diferença significativa no perfil lipídico, com a mesma duração de utilização de ACO, entre as mulheres com IMC normal e as mulheres com IMC baixo que utilizam

ACO.

**Tabela VII: Perfil lipídico de diferentes grupos de indivíduos do estudo de acordo com a duração do uso da pílula (<24 meses)**

| Grupos | IMC normal (n=20) | Baixo IMC (n=11) | Valor U/p |
|---|---|---|---|
| **TG (mg/dl)** | 85(46-280) | 72(53-144) | 81.50/0.239 |
| **T.col (mg/dl)** | 172(119-218) | 127(109-231) | 58.50/0.033 |
| **HDL.chol (mg/dl)** | 35( 26-53) | 34(27-45) | 104.00/0.803 |
| **LDL.chol (mg/dl)** | 117(76-171) | 74(49-180) | 57.00/0.029 |

Os resultados são expressos em mediana (intervalo)
Os valores de p foram calculados pelo teste de Mann-Whitney

IMC normal=Sujeitos com IMC normal que estão a usar OCP<24 meses
Baixo IMC=Sujeitos com baixo IMC que estão a utilizar ACO<24 meses n=Número de sujeitos
P= valor significativo para 'r',
TG= Triglicéridos,
T.colesterol - Colesterol total,
HDL = Lipoproteína de alta densidade,
LDL=Lipoproteínas de baixa densidade.

## 8. Perfil lipídico dos indivíduos do estudo com IMC normal

O aumento do perfil lipídico nos indivíduos com IMC normal ao longo do tempo não é estatisticamente significativo

**Quadro VIII: Perfil lipídico dos indivíduos do estudo com IMC normal**

| **Grupos** | **Grupo I (n=20)** | **Grupo II (n=9)** | **Valor U/p** |
|---|---|---|---|
| **TG (mg/dl)** | **85(46-280)** | **117(81-184)** | **58.50/0.137** |
| **T.col (mg/dl)** | **172(119-218)** | **197(137-269)** | **68.50/0.310** |
| **HDL.chol (mg/dl)** | **35(26-53)** | **34 (26-46)** | **82.00/0.705** |
| **LDL.chol (mg/dl)** | **117(76-171)** | **144 (81-197** | **65.00/0.239** |

Os resultados são expressos em mediana (intervalo)
Os valores de p foram calculados pelo teste de Mann-Whitney

Grupo I=Sujeitos com IMC normal que estão a usar OCP<24 meses

Grupo II =Sujeitos com IMC normal que estão a utilizar ACO>24 meses n=Número de sujeitos
P= valor significativo para 'r',
TG= Triglicéridos,
T.colesterol - Colesterol total,
HDL=Colesterol de lipoproteínas de alta densidade
LDL=Low Density Lipoprotei cholesterol (colesterol de baixa densidade)

9. **Estado da coagulação - agregação plaquetária, fibrinogénio plasmático, tempo de protrombina** dos indivíduos do estudo. Não se verificou uma diferença estatisticamente significativa na agregação plaquetária (p=0,387) e no nível de fibrinogénio plasmático (p=0,332) entre os grupos de IMC normal e de IMC baixo estudados.

**Tabela-IX: Estado da coagulação - Agregação plaquetária, fibrinogénio plasmático, Tempo de protrombina dos indivíduos do estudo. (IMC normal e IMC baixo)**

| Grupos | IMC normal (n=29) | Baixo IMC (n=11) | Valor U/p |
|---|---|---|---|
| Agregação plaquetária (%) | 20 (6.25-71.25) | 20 (6.25-47.50) | 131/0.387 |
| Fibrinogénio plasmático (mg/dl) | 450(165-700) | 318(142-788) | 127.50/0.332 |
| Tempo de protrombina (segundo) | 12.60 (10.50-16) | 13.80 (12.00-16.30) | 97.00/0.058 |

Os resultados são expressos como mediana (intervalo) Os valores de p foram calculados pelo teste de Mann-Whitney

IMC normal=Sujeitos com IMC normal
Baixo IMC =Sujeitos com baixo IMC
n=Número de indivíduos
P= valor significativo para 'r',

10. **Estado da coagulação entre os sujeitos de estudo com IMC normal e baixo IMC com a mesma duração de utilização de ACO (<24 meses).**

Existe uma diferença significativa no **tempo de protrombina** entre os dois grupos (p=0,019), tendo sido observado um tempo de protrombina significativamente prolongado entre os utilizadores de pílulas de baixo IMC (Quadro-X)

**Tabela X: Estado da coagulação entre os sujeitos de estudo com IMC normal e baixo IMC com a mesma duração de uso de ACO (<24 meses).**

| Grupos | IMC normal (n=20) utilização de ACO<24 meses | Baixo IMC (n=11) utilização de ACO<24 meses | Valor U/p |
|---|---|---|---|
| Agregação plaquetária (%) | 21.88 (6.25-71.25) | 20 (6.25-47.50) | 88.50/0.373 |

| | | | |
|---|---|---|---|
| Fibrinogénio plasmático (mg/dl) | 452 (165-700) | 318 (142-788) | 83.50/0.274 |
| Tempo de protrombina (segundo) | 12.20 (11.1016.00) | 13.80 (12.00 16.30) | 53.50/0.019 |

Os resultados são expressos como mediana (intervalo) Os valores de p foram calculados pelo teste de Mann-Whitney

IMC normal=Sujeitos com IMC normal
Baixo IMC =Sujeitos com baixo IMC
n=Número de indivíduos
P= valor significativo para 'r',

11. **Estado da coagulação - Agregação plaquetária, fibrinogénio plasmático e tempo de protrombina dos indivíduos do estudo com IMC normal**

Não foram observadas diferenças significativas na agregação plaquetária (p = 0,777), no fibrinogénio plasmático (p = 0,437) e no tempo de protrombina (p = 0,148) entre estes grupos de utilizadores de comprimidos com IMC normal.

Tabela XI: Estado da coagulação - agregação plaquetária, fibrinogénio plasmático e tempo de protrombina dos indivíduos do estudo com IMC normal

| Grupos | Grupo I (n=20) | Grupo I (n=9) | Valor U/p |
|---|---|---|---|
| Agregação plaquetária (%) | 21.87(6.25-71.25 ) | 20(7.50-41.25) | 84.00/0.777 |
| Fibrinogénio plasmático (mg/dl) | 452(165-700) | 318 (195-620) | 73.50/0.437 |
| Tempo de protrombina (segundo) | 12.20(11.10-16.00) | 13.90(10.50-15.00) | 59.50/0.148 |

Os resultados são expressos em mediana (intervalo)
Os valores de p foram calculados pelo teste de Mann-Whitney

Grupo I=Sujeitos com IMC normal que estão a usar OCP <24 meses
Grupo II =Sujeitos com IMC normal que estão a utilizar ACO >24 meses n=Número de sujeitos
P= valor significativo para 'r',

12. **Atividade da antitrombina III** dos indivíduos do estudo.

Não foi encontrada qualquer diferença estatisticamente significativa na atividade plasmática da antitrombina III entre os grupos de IMC normal e baixo (p=0,421), como se pode ver na tabela IV. Verificou-se que a atividade da AT III subiu para o limite superior em ambos os grupos de utilizadores de comprimidos (valor normal 88-111%).

**Tabela-XII: Atividade da antitrombina III em indivíduos com IMC normal e baixo.**

| Grupos | IMC normal (n=29) | Baixo IMC (n=11) | Valor U/p |
|---|---|---|---|
| Antitrombina III (%) | 108 (66-210) | 105 (76-134) | 120.00/0.421) |

Os resultados são expressos como mediana (intervalo) Os valores de p foram calculados pelo teste de Mann-Whitney

IMC normal=Sujeitos com IMC normal
Baixo IMC =Sujeitos com baixo IMC
n=Número de indivíduos
P= valor significativo para 'r',

## 13. Estado da antitrombina III dos indivíduos do estudo de acordo com a duração da utilização da pílula (<24 meses).

Tabela XIII: Estado da antitrombina III dos indivíduos do estudo de acordo com a duração da utilização da pílula (<24 meses)

| Grupos | IMC normal (n=20) | Baixo IMC (n=11) | Valor U/p |
|---|---|---|---|
| Antitrombina III (mg/dl) | 109 (66-210) | 105 (76-134) | 80.00/0.391 |

Os resultados são expressos como mediana (intervalo) Os valores de p foram calculados pelo teste de Mann-Whitney

IMC normal=Sujeitos com IMC normal
Baixo IMC =Sujeitos com baixo IMC
n=Número de indivíduos
P= valor significativo para 'r',

## 14. Atividade da antitrombina III dos indivíduos do estudo com IMC normal

Não foi observada qualquer diferença na atividade AT III com a duração da utilização de ACO (Quadro XIV) em mulheres com IMC normal (p = 0,723).

Tabela XIV: Atividade da antitrombina III dos indivíduos do estudo com IMC normal

| Grupos | Grupo I (n=20) | Grupo II (n=9) | Valor U/p |
|---|---|---|---|
| Antitrombina III (%) | 109 (66-210) | 107 (91-159) | 82.50/0.723 |

Os resultados são expressos em mediana (intervalo)
Os valores de p foram calculados pelo teste de Mann-Whitney

Grupo I=Sujeitos com IMC normal que estão a usar OCP <24 meses
Grupo II =Sujeitos com IMC normal que estão a utilizar ACO >24 meses n=Número de sujeitos
P= valor significativo para 'r',

## 15. Coeficiente de correlação de Pearson entre o IMC e o estado glicémico e insulinémico:

Foi encontrada uma correlação negativa significativa entre a glucose no sangue em jejum e a população com baixo IMC (r= -622, p=0,041).

**Tabela-XV:Coeficiente de correlação de Pearson entre o IMC e o estado glicémico e insulinémico**

| Grupo | IMC normal (n=29) | | Baixo IMC (n=11) | |
|---|---|---|---|---|
| Glicose F | r<br>P | .389<br>.037 | r<br>P | -.622<br>.041 |
| 2 horas de glucose | r p | .326<br>.085 | r p | -.57<br>.067 |
| C-pep | r<br>P | .109<br>.574 | r<br>P | -.136 .689 |
| HOMA B | r<br>P | -.245 .200 | r<br>P | .195<br>.566 |
| HOMA S | r p | -.196 .308 | r<br>P | .088<br>.798 |

r= coeficiente de correlação de pearson,

p= valor significativo para 'r'

Os resultados são expressos como mediana (intervalo) Os valores de p foram calculados pelo teste de Mann-Whitney

IMC normal=Sujeitos com IMC normal
IMC baixo=Sujeitos com IMC baixo

F glucose = glucose em jejum,
2 horas-glicose= 2 horas após a ingestão de 75 gm de glucose,
C pep=C peptídeo\

**16. Coeficiente de correlação de Pearson entre o IMC e o perfil lipídico.** Não foi encontrada uma correlação significativa entre o perfil lipídico e o IMC.

**Tabela-XVI:Coeficiente de correlação de Pearson entre o IMC e o perfil lipídico**

| Grupo | IMC normal (n=29) | | Baixo IMC (n=11) | |
|---|---|---|---|---|
| TG | r<br>P | -.033<br>.866 | r<br>P | .254<br>.450 |

| | | | | |
|---|---|---|---|---|
| **Chol.** | r<br>P | -.120<br>.536 | r<br>P | .513<br>.106 |
| **Colesterol HDL .** | r<br>P | -.241<br>.207 | r<br>P | -.339<br>.308 |
| **colesterol LDL** | r<br>P | -.062<br>.751 | r<br>P | .489<br>.127 |

r= coeficiente de correlação de pearson,

p= valor significativo para 'r'

n=Número de indivíduos
IMC normal=Sujeitos com IMC normal
IMC baixo=Sujeitos com IMC baixo
TG= Triglicéridos,
T.colesterol - Colesterol total,
HDL colesterol = colesterol de lipoproteínas de alta densidade, LDL = colesterol de lipoproteínas de baixa densidade.

**17. coeficiente de correlação de Pearson entre o IMC e o estado da coagulação**

| **Grupo** | **IMC normal (n=29)** | | **Baixo IMC (n=11)** | |
|---|---|---|---|---|
| **Pl-agg** | r<br>P | .098<br>.614 | r<br>P | .-.500<br>.117 |
| **Fibri** | r<br>P | -.033<br>.867 | r<br>P | - .483<br>.132 |
| **PT** | r<br>P | .036<br>.855 | r<br>P | .189<br>.577 |
| **AT III** | r<br>P | -.033<br>.865 | r<br>P | .591<br>.072 |

r= coeficiente de correlação de pearson, p= valor significativo para 'r' n=Número de indivíduos IMC normal=Sujeitos com IMC normal IMC baixo=Sujeitos com IMC baixo

Pl.agg=Agregação plaquetária
Fibri=Fibrinogénio
TP=Tempo de protrombina
AT III= Antitrombina III

**18. coeficiente de correlação de Pearson entre o fibrinogénio e a antitrombina III nos grupos de IMC normal e baixo**

**Tabela-XVIII: Coeficiente de correlação de Pearson entre o fibrinogénio plasmático e a antitrombina III nos grupos de IMC normal e baixo.**

| Grupos | IMC nominal (n=11) rP | Baixo IMC(n=11) rP |
|---|---|---|

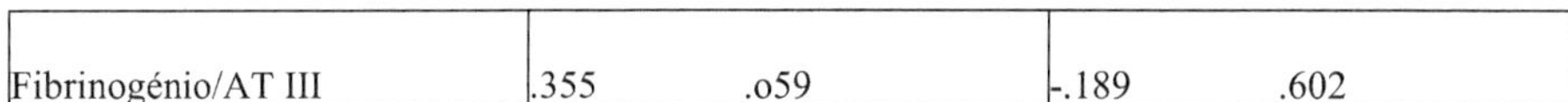

| Fibrinogénio/AT III | .355 .o59 | -.189 .602 |
|---|---|---|

r= coeficiente de correlação de pearson, p= valor significativo para 'r' n=Número de indivíduos
IMC normal=Sujeitos com IMC normal IMC baixo=Sujeitos com IMC baixo

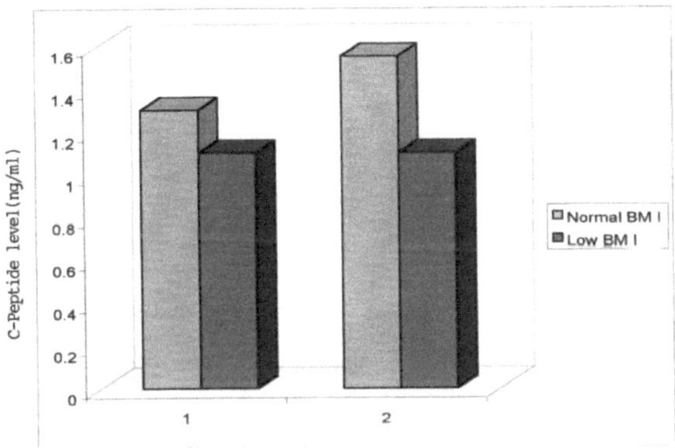


AT III= Antitrombina III

1. Estado da insulinémia dos sujeitos do estudo
2. Estado de insulinémia dos sujeitos do estudo de acordo com a duração da utilização de comprimidos (<24 meses)

**Fig I:** Estado da insulinémia dos sujeitos do estudo

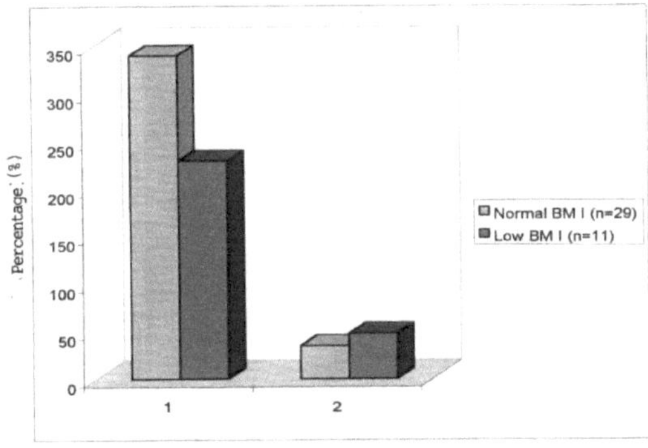


1. HOMA B%
2. HOMA S%

**Fig II:** Função das células B e sensibilidade à insulina dos indivíduos do estudo pelo método HOMA

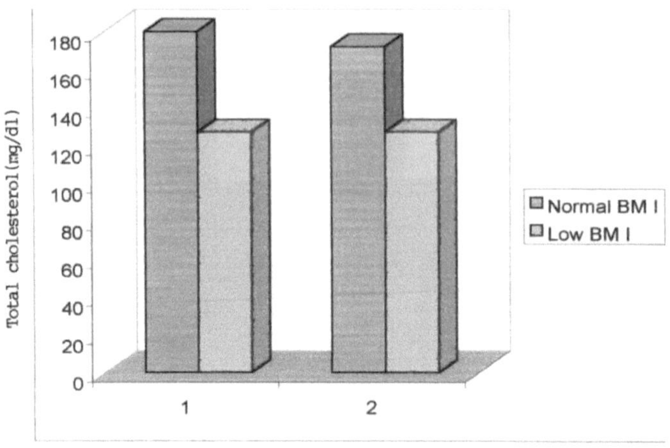


1. Colesterol total dos diferentes grupos de indivíduos do estudo
2. Colesterol total dos diferentes grupos de indivíduos do estudo de acordo com a duração da utilização da pílula (<24 meses)

**Fig III:** Colesterol total dos diferentes grupos de indivíduos do estudo

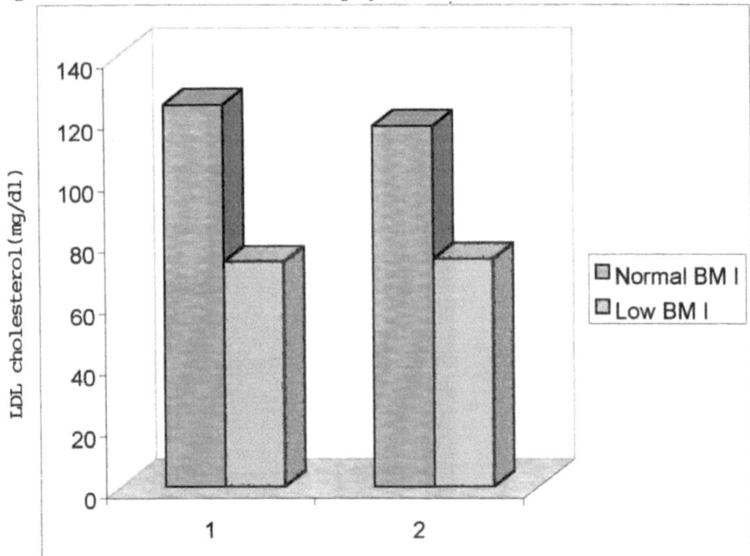


1. Colesterol LDL dos diferentes grupos de indivíduos do estudo
2. Colesterol LDL de diferentes grupos de indivíduos do estudo de acordo com a duração do uso da pílula (<24 meses)

**Fig IV:** Níveis de colesterol LDL dos diferentes grupos de indivíduos do estudo

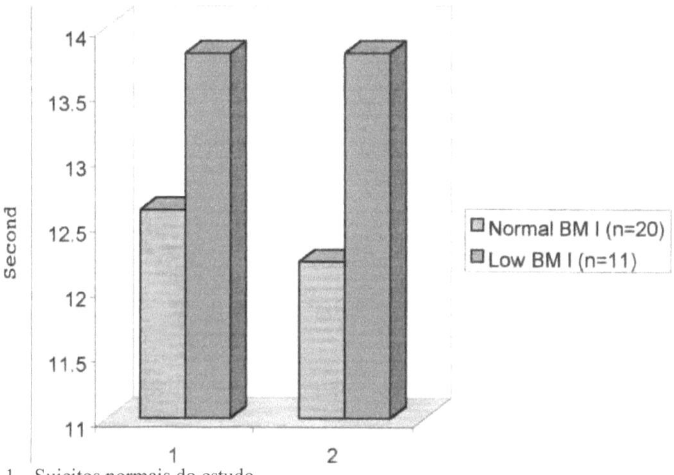


1. Sujeitos normais do estudo
2. Sujeitos do estudo de acordo com a duração da utilização da pílula (<24 meses)

**Fig V:** Tempo de protrombina dos indivíduos do estudo

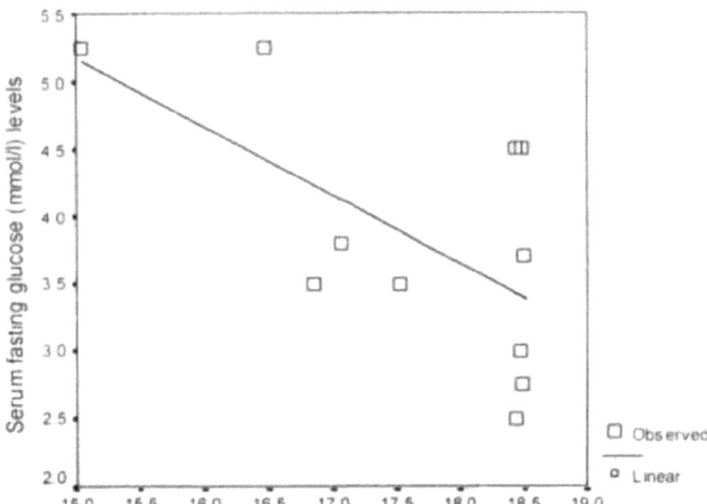


Fig. VI: Coeficiente de correlação de Pearson entre a glicose sérica em jejum e os utilizadores de ACO com baixo IMC

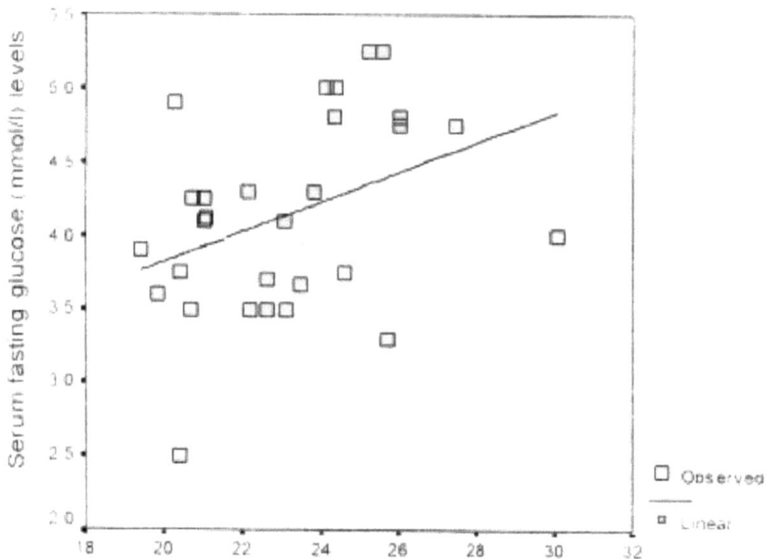


Fig. VII: Coeficiente de correlação de Pearson entre a glucose sérica em jejum e o IMC normal

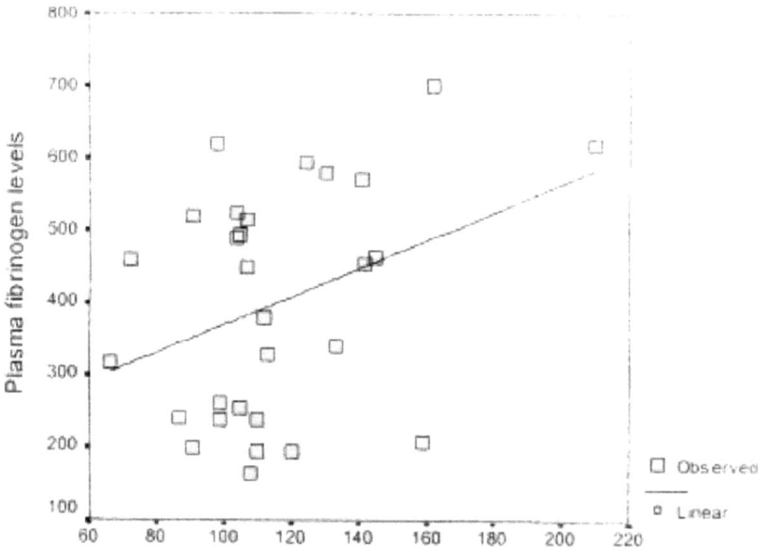


Fig. VIII: Coeficiente de correlação de Pearson entre o fibrinogénio plasmático e a antitrombina III plasmática de utilizadores de PCO com IMC normal

# Capítulo 5

## DISCUSSÃO

Desde o primeiro relatório que indicava um possível efeito adverso da utilização de ACO no metabolismo dos hidratos de carbono[102] , muitos estudos investigaram a extensão da potencial alteração causada por diferentes tipos e doses de esteróides, tanto nos ACO combinados como nos que contêm apenas progesterona.

A diabetes mellitus é um fator de risco independente bem documentado para a doença isquémica do coração e para a morte cardiovascular[103] ; o risco é parcialmente mediado pela associação da diabetes com hiperlipidemia e hipertensão e pode ser maior nas mulheres diabéticas do que nos homens diabéticos. A resposta da insulina plasmática a uma carga de glucose pode ser um indicador sensível do risco de doença arterial[104] . Uma vez que tais anomalias do metabolismo da glicose podem ser observadas em utilizadoras de ACO, particularmente se estiverem presentes factores de risco adicionais como a obesidade, história familiar de diabetes, idade e antecedentes de diabetes gestacional, é essencial avaliar de que forma o risco pode ser minimizado em utilizadoras de ACO através de uma seleção adequada de medicamentos e de doentes[37] .Os estudos sobre o metabolismo dos hidratos de carbono com esteróides contraceptivos sugerem que os estrogénios sintéticos, nomeadamente o mestranol e o etinilestradiol, produzem poucos efeitos adversos[7] . Os relatórios também demonstram diferentes potências, tendo a noretindrona o menor efeito[9] e o norgestrel o maior efeito[37] . Todos os estudos com norgestrel demonstraram um efeito acentuado no metabolismo dos hidratos de carbono[105] . Tanto os níveis de glicose no sangue como os níveis de insulina no plasma das utilizadoras são acentuadamente elevados após alguns ou muitos ciclos. Estão também disponíveis relatórios que demonstram uma diminuição significativa dos receptores de insulina nas mulheres que tomam estes esteróides[106] .

A maioria dos estudos prospectivos sobre a combinação de baixas doses de PCO revelou que as alterações nos níveis de glicose e insulina no sangue, embora estatisticamente significativas, estão normalmente dentro dos limites normais, e a maioria das flutuações comunicadas não parecem ser clinicamente significativas[4] . Este é particularmente o caso dos ACO combinados que contêm doses baixas (<1mg/dia) de progestagénios de estereogénios, que parecem induzir menos alterações no metabolismo dos hidratos de carbono. Aparentemente, não se observou qualquer alteração do metabolismo dos hidratos de carbono com a combinação de baixas doses de PCO contendo 500 *pg* ou 400 *pg* de noretisterona.[107,108] .

O efeito do metabolismo dos hidratos de carbono da preparação combinada que contém a dose intermédia de levonorgestrel 150 pg/dia é controverso. Ahren et al[14] não observaram qualquer efeito adverso com este PCO, contendo 150 pg de levonorgestrel. As mulheres do meu estudo utilizaram um ACO combinado de dose baixa, contendo 150 pg de levonorgestrel. Não se observou qualquer alteração estatisticamente significativa na glicemia no nosso estudo com mulheres com IMC normal e baixo de utilizadoras de Shukhi (30 pg EE + 150 pg levonorgestrel). No meu estudo, os níveis de glicemia em jejum e de glicose às 2 horas não diferem dos níveis dos indivíduos de controlo do Bangladesh não utilizadores de PCO e não diabéticos[109] . O nível de péptido C em jejum no presente estudo também não difere do controlo de não utilizadores de PCO, como demonstrado por Hoque M[110] . Os dados acima referidos sugerem que a dose baixa de PCO não tem influência no estado glicémico do presente estudo. A função das células B e a sensibilidade à insulina dos indivíduos do estudo através do método HOMA não revelaram alterações significativas na função das células B (p=0,774), mas registou-se uma diferença significativa na sensibilidade à insulina (p=0,047). Como os indivíduos com baixo IMC segregam relativamente menos insulina, mas são mais sensíveis à insulina, é assim que os indivíduos com baixo IMC mantêm o estado glicémico. No entanto, existe uma correlação negativa entre a glicemia em jejum e o baixo IMC (r= -622, p =0,041).III 0Um estudo

pormenorizado com um bom número de controlos e marcadores mais fiáveis do estado glicémico, como o péptido C, HOMA B e HOMA S, pode ajudar a revelar a relação entre a PCO e o estado glicémico dos sujeitos do estudo.
Tanto os estrogénios como os progestagénios produzem alterações nos lípidos séricos. Observações anteriores mostraram um aumento dos triglicéridos e do colesterol totais em mulheres que tomam contraceptivos orais, semelhante ao que se verifica numa gravidez normal. É agora aceite que os lípidos específicos constituem um marcador satisfatório para o risco de alterações vasculares ateroscleróticas. Neste contexto, a população que apresenta níveis baixos de colesterol HDL está em risco de doença aterosclerótica, incluindo doença cardíaca isquémica.
Sabe-se que os estrogénios, tanto endógenos como exógenos, aumentam o nível de colesterol HDL, pelo que os estrogénios, por si só, devem ser protectores contra o desenvolvimento da aterosclerose. Alguns progestagénios têm um efeito substancialmente diferente, diminuindo o colesterol HDL e aumentando o colesterol LDL e, por conseguinte, caminhando na direção de um risco acrescido de aterosclerose[111] .
Na prática, com os contraceptivos orais combinados, este efeito metabólico muito importante está relacionado tanto com a quantidade absoluta de estrogénio e progestina como com o seu equilíbrio relativo. Muitas das pílulas antigas de dose elevada alteraram os perfis lipídicos no sentido que indicaria um aumento do risco de doença cardíaca isquémica. O efeito não é tão pronunciado com as formulações mais recentes, de baixa dosagem, nas quais os efeitos do estrogénio e da progestina se contrabalançam. De facto, algumas publicações não indicam qualquer alteração com esta preparação após 12 meses de utilização.
As utilizadoras de pílulas de baixa dosagem, no nosso estudo, não mostraram alterações significativas no colesterol total sérico, no colesterol HDL e no colesterol LDL. O resultado é semelhante ao de Wynn[117] , que utilizou a mesma pílula de baixa dose (30 pg EE+150 pg levonorgestrel) utilizada no nosso estudo[112]
Verificou-se uma redução significativa do colesterol total (p=0,033) e do colesterol LDL (p=0,629) nas utilizadoras de pílulas com baixo IMCV. 0s lípidos no sangue, embora alterados, estavam dentro dos limites normais, tanto nas utilizadoras com IMC normal como nas com IMC baixo. Continua a existir uma controvérsia sobre se as doses baixas de ACO têm alguma influência no perfil lipídico das utilizadoras de pílulas do Bangladesh com IMC normal e baixo do presente estudo.
Os dados do controlo de não utilizadores de OCP mostraram que o perfil lipídico sérico dos indivíduos do nosso estudo é quase semelhante ao deles[110,113] No presente estudo, a dose baixa de OCP não teve qualquer influência no perfil lipídico. Os lípidos no sangue, embora alterados, estavam dentro dos limites normais, tanto nos utilizadores com IMC normal como com IMC baixo.
Em mulheres que tomam um contracetivo oral, ocorrem alterações subtis mas complexas no mecanismo de coagulação. Foi demonstrado que os contraceptivos orais induzem uma agregação e adesão plaquetárias mais rápidas e também reduzem a atividade do sistema fibrinolítico, que normalmente decompõe o coágulo sanguíneo. Assim, quando o coágulo se forma, pode ser menos provável que se dissolva e mais provável que atinja um tamanho suficiente para bloquear os vasos e criar um problema tromboembólico. O aumento do risco de trombose venosa e embolia pulmonar é provavelmente atribuível, em algumas mulheres, ao teor de estrogénio dos seus contraceptivos orais. Inman et al[114] encontraram uma correlação positiva no Reino Unido entre o risco de doença tromboembólica e a dose de estrogénio contida nos ACO, quando foram utilizados ACO combinados que continham doses elevadas (75-100 ug ou mais) de estrogénio, disponíveis na altura.
A disponibilidade de uma nova geração de formulações monofágicas e multifágicas de PCO contendo uma dose baixa de estrogénio e um novo progestagénio alterou virtualmente a ideia anterior do efeito trombogénico dos PCO[115,1] 16.
A crença geral é que a ingestão de PCO leva a um elevado índice de suspeita de episódios tromboembólicos nas utilizadoras de pílulas. Existem poucos dados disponíveis sobre o potencial trombogénico dos ACO entre as utilizadoras do Bangladesh. Neste estudo, foram medidos os efeitos do PCO em determinados parâmetros. As participantes no estudo, tanto de IMC normal como de IMC baixo, utilizavam a mesma marca (Shukhi = 30 ug de etinilestradiol e 150 ug de levonorgestrel) de

PCO durante um período de tempo variável entre 6 e 60 meses. Foi incluído um total de 40 mulheres em dois grupos: 29 mulheres com IMC normal e 11 com IMC baixo. Para verificar o estado da coagulação, foram medidos a agregação plaquetária, o fibrinogénio plasmático, o tempo de protrombina e a atividade da antitrombina III.

Não se verificaram alterações significativas na agregação plaquetária, no fibrinogénio plasmático e na atividade da antitrombina III nos dois grupos de utilizadores de ACO. O tempo de protrombina nos utilizadores com baixo IMC foi ligeiramente prolongado em 1,6 segundos, em contraste com o IMC normal (Quadro III), o que foi estatisticamente significativo - não sabemos dizer se se trata de um efeito de pílula. Poderá haver uma deficiência de cálcio ionizado nas utilizadoras de PCO com baixo IMC, uma vez que a amostra do estudo provém de um estatuto socioeconómico pobre. O fibrinogénio plasmático em indivíduos com IMC normal subiu acima do intervalo superior em comparação com indivíduos com IMC baixo (450 mg/dl Vs 318 mg/dl em IMC normal Vs IMC baixo), mas a diferença não é significativa (p=0,332). Neste estudo, a atividade da ATIII em ambos os grupos situou-se no limite superior, por exemplo: no IMC normal é de 108% e no IMC baixo é de 105% (intervalo normal: 88-111%). É bem sabido que o PCO aumenta o nível de fibrinogénio plasmático. O fibrinogénio plasmático e a atividade da AT III em indivíduos com IMC normal ultrapassaram o limite superior (450mg/dl e 108% no fibrinogénio plasmático e na ATIII). Foi encontrada uma correlação positiva entre o fibrinogénio plasmático e a AT III nos utilizadores de PCO com IMC normal (r=0,355, p=0,059). Podemos dizer, com base na relação acima descrita entre o fibrinogénio plasmático e a AT III, que o aumento do fibrinogénio plasmático se deve à utilização da pílula e que o aumento da ATIII é uma resposta secundária ao fibrinogénio plasmático para contrabalançar a atividade de coagulação. Pode presumir-se que, após um determinado nível de aumento do IMC, o fibrinogénio plasmático será tão elevado que o ATIII não será capaz de contrabalançar com o uso prolongado de PCO. Não se verificou qualquer correlação entre o fibrinogénio plasmático e a AT III dos utilizadores de PCO com baixo IMC.

Prasad et al[117] não encontraram quaisquer alterações significativas na hemoglobina, fator VIII, fator VIII: AG, contagem de plaquetas e agregação plaquetária, produto de degradação do fibrinogénio. Antitrombina III funcional, alfa 2 macroglobulina e elasticidade máxima do coágulo em mulheres que utilizaram diferentes formulações de PCO durante um ano.

Não existe uma diferença significativa na agregação plaquetária nos grupos com IMC normal e baixo)

David et al[118] revelaram no seu estudo que a contagem de plaquetas, o rácio de agregação plaquetária não foram significativamente alterados e a atividade da antitrombina III não foi reduzida entre as utilizadoras de contraceptivos orais de baixa dose.

Neste estudo, não foi indicado qualquer fator de risco cardiovascular aparente. A ausência de achados tromboembólicos, de perfil lipídico e de um metabolismo normal dos hidratos de carbono no presente estudo que utilizou um ACO combinado pode provavelmente dever-se às seguintes razões

- Toda a população do estudo está a utilizar OCP de baixa dose contendo 30 pg de EE e 150 pg de levonorgestrel.
- A idade dos sujeitos do estudo em ambos os grupos situava-se entre os 25 e os 45 anos.
- O consumo de cigarros desempenha um papel importante no desenvolvimento de tromboembolismo em mulheres que utilizam ACO. No entanto, no presente estudo, todas as participantes não eram fumadoras.
- Outros factores precipitantes de doenças tromboembólicas foram as veias varicosas, a obesidade, o puerpério, a hipertensão, a diabetes mellitus, etc., que foram excluídos durante o rastreio dos indivíduos.
- Os hábitos alimentares das mulheres do Bangladesh são diferentes dos dos países ocidentais. As nossas mulheres dependem principalmente de uma dieta rica em fibras. Estas fibras tornam-nas provavelmente menos susceptíveis ao tromboembolismo.
- Estudos realizados com mulheres asiáticas revelaram uma incidência significativamente baixa de trombose e de alterações do perfil lipídico entre as utilizadoras de PCO, em comparação com as mulheres ocidentais. Por conseguinte, o fator racial entre as mulheres do Bangladesh

que utilizam PCO não pode ser excluído.

Uma vez que foi encontrado um tempo de protrombina prolongado em utilizadores de OCP com baixo IMC e existiu uma correlação positiva entre AT III e indivíduos com baixo IMC. As razões para estes resultados podem ser de ordem nutricional ou de PCO neste contexto nutricional. Por isso, é necessário um estudo mais aprofundado e extenso com o tempo de protrombina, o AT III, o cálcio sérico, a proteína plasmática total e a albumina sérica para clarificar esta questão em utilizadores de PCO com baixo IMC e carenciados de nutrientes.

Por último, o menor número de indivíduos com baixo IMC é uma limitação deste estudo. Inicialmente, pensava-se que o número de mulheres com baixo IMC em idade fértil que utilizavam ACO seria muito prevalecente. Durante a recolha de dados, verificou-se que as mulheres com baixo IMC neste grupo etário não são tão comuns em comparação com as de IMC normal. A causa pode ser o aumento de peso e a altura menos linear neste grupo nutricional. As razões para o aumento de peso destas mulheres podem ser a gravidez, o aumento da idade ou a própria OCP. Por outro lado, a altura média das mulheres do Bangladesh é baixa em comparação com a das mulheres nutricionalmente privilegiadas, o que pode explicar o facto de o intervalo normal do IMC se manter em mulheres com antecedentes socioeconómicos baixos e de o parâmetro do IMC nos países em desenvolvimento ser diferente do dos países desenvolvidos.

# RESUMO E CONCLUSÃO

As pílulas contraceptivas orais de baixa dosagem (PCO) são agora componentes indispensáveis do programa de planeamento familiar e reduziram substancialmente os factores de risco tromboembólicos e cardiovasculares que se diziam estar presentes na geração anterior de pílulas. Embora os aspectos de segurança destas pílulas tenham sido bastante bem estudados em populações bem nutridas com um índice de massa corporal normal ou superior, os mesmos aspectos têm de ser reinvestigados em mulheres malnutridas, que constituem uma percentagem substancial das utilizadoras de PCO nos países em desenvolvimento. Isto é importante porque se sabe que muitas das respostas biológicas que envolvem biomoléculas de hidratos de carbono, lípidos e proteínas dependem do estado nutricional do indivíduo. No presente estudo, os efeitos do OCP mais utilizado (Shukhi) no Bangladesh sobre o estado glicémico (soro em jejum e 2 horas após 75 g de glicose), o estado insulinémico (peptídeo C sérico em jejum, secretor de insulina e estado de sensibilidade). O perfil lipídico (triglicéridos, colesterol total, colesterol de lipoproteínas de alta densidade e colesterol de lipoproteínas de baixa densidade), os factores pró-coagulantes (agregação plaquetária, fibrinogénio plasmático e tempo de protrombina) e um fator anticoagulante (antitrombina III) foram investigados num grupo (n=11) de mulheres com baixo peso (IMC<18,5). O grupo de controlo (n=29) era constituído por mulheres com IMC normal. O ACO de baixa dose continha 30 g de etinilestradiol e 150 g de levonorgestrel e foi utilizado durante um período de 6 a 60 meses.

A glucose no sangue foi medida pelo método da glucose oxidase utilizando o AMS Autoanalyzer. A sensibilidade à insulina (HOMA S) e a capacidade de secreção de insulina (HOMA B) foram analisadas pelo método HOMA. Os triglicéridos e o colesterol total foram medidos por um método enzimático colorimétrico. O colesterol de lipoproteínas de alta densidade (HDL) foi estimado pelo método CHOD-PAP e o colesterol de lipoproteínas de baixa densidade (LDL) foi calculado pela fórmula de Friedwald. O fibrinogénio plasmático foi medido pelo método de coagulação, o tempo de protrombina foi estimado utilizando o Simplastin Excel, a agregação plaquetária foi realizada pelo agregómetro Chrono Log Lumi e a antitrombina III foi estimada pelo método amidolítico utilizando um substrato cromogénico sintético.

No presente estudo, não foram observadas diferenças significativas entre os dois grupos na glicemia em jejum (p=0,309) e duas horas após 75 g de glicose (p=0,202). Foi encontrado um nível significativamente baixo de péptido C (p=0,043) nos utilizadores de pílulas de baixo IMC do que nos de IMC normal e foi encontrada uma correlação significativamente negativa entre a glicemia em jejum e os utilizadores de PCO de baixo IMC (r=-622, p=0,041). Verificou-se uma melhor sensibilidade à insulina nas mulheres com baixo IMC em comparação com as de IMC normal. Os níveis de colesterol total (p=0,018) e de colesterol LDL (p=0,017) foram significativamente mais baixos nos utilizadores de PCO com baixo IMC do que nos utilizadores de PCO com IMC normal. No entanto, não existe uma correlação significativa entre os lípidos das utilizadoras de pílulas com IMC normal e com IMC baixo. O estudo do estado da coagulação não revelou diferenças estatisticamente significativas na agregação plaquetária (p=0,387) entre os dois grupos. O valor mediano do fibrinogénio plasmático (450mg/dl) excedeu o limite superior do intervalo de referência (intervalo normal: 200-400mg/dl) no IMC normal. Em contraste, o valor correspondente no grupo de baixo IMC (318mg/dl) estava quase no meio do intervalo de referência. Foi encontrado um tempo de protrombina significativamente prolongado (13,80 segundos) no grupo com baixo IMC (p=0,058); no entanto, os valores ainda se encontravam dentro do intervalo de referência (10-14 segundos). Não houve correlação significativa entre o fibrinogénio plasmático, o tempo de protrombina, a agregação plaquetária e os grupos IMC normal e IMC baixo. A atividade da antitrombina III nos grupos com IMC normal foi de 108% e no grupo com IMC baixo foi de 105%. Existia uma correlação positiva entre a atividade da antitrombina III e os utilizadores de comprimidos com baixo IMC (r=0,591, p=0,072).

Existe uma correlação positiva entre o fibrinogénio plasmático e o nível de antitrombina III no grupo com IMC normal (r=.355, p=.059), que não existe no grupo com IMC baixo.

A análise estatística dos resultados obtidos no presente estudo e os seus dados de comparação sugerem o seguinte:

- As doses baixas de OCP não parecem afetar o estado glicémico, o estado insulinémico, a secreção de insulina e o estado de sensibilidade dos indivíduos com baixo IMC.
- Tal como no caso das mulheres que não tomam pílulas, o peso reduzido parece proteger a mulher dos lípidos aterogénicos.
- Os riscos relatados de alterações procoagulantes ou trombogénicas nas utilizadoras de comprimidos parecem depender da obesidade, desempenhando o menor peso um papel protetor. No entanto, são necessárias precauções para possíveis distúrbios hemorrágicos em utilizadores com baixo IMC que apresentem um tempo de protrombina significativamente mais longo devido ao efeito da própria desnutrição ou devido ao efeito dos comprimidos neste contexto nutricional. São também necessários mais estudos para clarificar esta questão do tempo de protrombina.
- Os níveis de AT III não são provavelmente afectados nas utilizadoras de ACO com baixo peso. É provável que se altere proporcionalmente com o fibrinogénio sérico em indivíduos com IMC normal. Mas esta relação não pode ser mantida em indivíduos com baixo IMC.

# BIBLIOGRAFIA

1. Royal College of General Practitioners (Colégio Real de Clínicos Gerais). Oral contraceptives and health. An interim report for the oral contraception study of the Royal College of General Practitioners, Nova Iorque, Pitman Publishing Co.1974; 98.
2. Prasad RNV, Ratnam SS. The cardiovascular and throniboembolic risks of oral contraception. Uma revisão. Sing J. Obstet Gynecol 1980; 11:1, pp 7-19.
3. Ratnarn SS, Prassad RNV. Oral contraceptives In: Practice of. Fertility control (Chaudhuri, SK, Ed) Current Book Publishers, Calcutá 1983; p 103.
4. Ulysse JG. Metabolic effects of Oral contraceptives. Am. J. Obstet. Gynecol pt II suppl, 1987;157:4,1029-1014.
5. Ratnam SS e Prasad RNV. Recent developments in steroidal contraception. Sing J. Obstet Gynecol.1980;11: pp 7-13.
6. Kalkhoff RK. Efeito do contracetivo oral no metabolismo dos hidratos de carbono. J. Steroid Biochem. 1975; 6: 945-956.
7. Spellacy WN, Buhi WC, Birk SA. The effect of estrogens on carbohydrate metabolism: glucose, insulin and growth hormones studies on one hundred seventy one women ingesting Premarin, mestranol and ethinyl estradiol for six months. Am. J. Obstel and Gynecol. 1972; **114**: 378-390.
8. Mandour T, Kissebah AH, Wynn V. Mecanismo do efeito do estrogénio e do progesterão no metabolismo dos lípidos e dos hidratos de carbono. Alteração da insulina: razão molar do glucagon e atividade enzimática hepática. Eur. J. Clin. Invest. 1977; 7: 181-187:
9. Spellacy WN, Buhi WC, Birk SA. Efeito da noretindrona no metabolismo dos hidratos de carbono e dos lípidos. Obstet. Gynecol. 1975; 46: 560-563.
10. Spellacy WN, Buhi WC, Birk SA. Estudos metabólicos de hidratos de carbono e lípidos antes e após um ano de tratamento com diacetato de etinodiol em mulheres normais. Fertil steril. 1976; 27: 900-904.

1 1.Seed M, Godsland F, Wynn V, Jacobs HS. Os efeitos do acetato de ciproterona e do etinilestradiol no metabolismo dos hidratos de carbono. Clin. Endocrinology. 1984; 21: 689-699.

12. Wynn V. Efeito da duração da administração de contraceptivos de baixa dose no metabolismo dos hidratos de carbono: Am. J. Obstet. Gynecol. 1982;142: 739-746.

13. Programa especial da OMS de investigação, desenvolvimento e formação em investigação no domínio da reprodução humana. Um estudo aleatório duplo-cego do efeito de dois contraceptivos orais combinados de baixa dosagem em aspectos bioquímicos. Contraception. 1985; 34: 223-236.

14. Ahren J. Victor A, Lethelt H, Johansson EDB. Comparação dos efeitos metabólicos de dois métodos contraceptivos hormonais: uma formulação oral e um anel vaginal cervical. Contraception, 1981; **24**: 415-427.

15. Ferr- Luzzi A, Sette S, Franklin M, James EPT. A simplified approach to assessing adult chronic energy deficiencies. Eur. J. Clin. Nutr. 1992; 46: 173- 186.

1 6.Samsioe G. Comparative effects of Oral contraceptive combinations 0.15mg desogestrel + 0.03mg ethinyl oestradiol and 0.15 mg levonorgestrel + 0.03mg ethinyl oestradiol on lipid and lipoprotein metabolism in healthy female volunteers. Contraception 1982; 25: 5,487-503.

17. Lanchnit-Fixon. Efeitos "neutros" da pílula trifásica no perfil lipídico. XI congresso mundial de fertilidade e esterilidade Newsletter. Schering AG. Editores 1983; **4.**

18. Bhatala N. Jeffcoatte's Principales of Gynecology, International edition, 6th edition, Arnold,

New Delhi, London. 2001; pp 661-697.

19. Goldzieher JW: Introdução: Sessenta anos de contraceção hormonal: Uma perspetiva histórica. Adv. Contra. 1991; 7(Suppl.2): 3-8.

20. Pincus G, Shrewburg M, Rock J, Garcia CR, Brookline M, Rice-Wray E, Paniagua M, Rodriguez I & Pedras R. Fertility control with oral medication. Arn.J.Obstet.Gynecol. Junho1958; 75 (6); 1333-1346.

21. Fisxon UL. O papel da contraceção oral na regulação da fertilidade. Adv. Contra. 1991; 7 (Suppl.2): 9-17.

2 2.Inman WHW. O papel da monitorização das reacções a medicamentos na investigação da trombose e da "pílula". Br. Med. Bull. 1970; 26(3): 248-256.

23. A situação atual dos contraceptivos orais de Hussain. Bangladesh J. physiol. And Pharmacol. junho de 199; **7(1)**: 40-41.

24. Skouby SO, Peterson KR e Jespersen J. The influence of new dose oral contraceptive on metabolic variables. Adv. Contra. Dez 1991; **7(suppl.2)** :77-88).

25. Johnson AM, Wadswort J, Wellingk & Field J. Sexual attitudes and lifestyles, Londres: BlackWell Secince, 1994.

26. Drife J. Benefits and risk associated with use of combined oral contraceptive. Adv. Contracept. 1991; 7 (suppl.2): 35-49.

27. Drife J. The benefits of combined oral contraceptives. Br. J. Obstel. Gynecol. 1989 a; 96: 1255-1260.

2 8.Ory HW. The noncontraceptive health benefits from oral contraceptive use. Family planning perspectives. julho/agosto de 1982; 14(4): pp 182-184.

29. Brinton LA, Vessey MP, Flavel R e Yeates D. Risks factors for benign breast disease (factores de risco para doenças benignas da mama). Am. J. Epidemiol. March1981; 113(3): 202-314.

30. Grimes DA. Contraceção reversível para a década de 1980. JAMA. Jan 1986; 255(1): 69-75.

31. OMS (Organização Mundial de Saúde) oral contraceptive and neoplasia, relatório de um grupo científico da OMS, Genebra: OMS. 1992.

32. Goldfien A. As hormonas gonadais e os inibidores. In: Basic and clinical pharmacology, editado por Katzung BG: 1992; 5ª edição, Prentice- Hall International Inc, EUA, pp 559-585.

33. Beral B, Hermon C, Kay C, Hannaford P, Darby S, Reeves G. Mortality associated with oral contraceptive use: 25 year follow up of Cohort of 46,000 woman from the Royal college of general practitioners oral contraceptive study. Br. Med. J. 1999; 318: 96-100.

34. Laurance DR e Bennett PN. Endocrinology IV: Hypothalamic and pituitary hormones, sex hormone, contraception, uterus. In: clinital; pharmacology, editado por Laurance DR, Bennett PN. 7th edition, ELBS with chirchill Livingstone, Longman Singapore Publishers (Pte) Ltd. 1992; pp 591-614.

35. Grupo de colaboração sobre factores hormonais no cancro da mama. Breast cancer and hormonal contraceptives: collaborative reanalysis of individual data on 53297 women with breast cancer and 100239 women without breast cancer from 54 epidemiological studies. 1996; Lancet 347: 1713-1727.

36. Vessey MP. Oral contraceptive and cancer, In Contraception: Science and practice editado por Filshe M e Guillebaud. J. Butterworoth, Londres, 1989; pp 52-68.

3 7.Spellacy WN. Carbohydrate metabolism during treatment with estrogen, progestogen and low dose contraceptives. Am.J. Obstel.Gynecol.1982; 6:732-734.

38. Wynn V. Godsland I. Effects of oral contraceptives on carbohydrate metabolism.JReprod. Med. 1986; 31: 892-897.

39. Ganong WE. Balanço energético, metabolismo e nutrição. In: Review of medical physiology, editado por Ganong WF, 18$^{th}$ edition, Prentico- Hall International Inc., USA, 1997: pp 261..295: EUA, 1997: pp 261..295.

4 0...Ganong WF. Funções endócrinas da pancrease e regulação do metabolismo dos hidratos de carbono. In: Review of medical physiology, editado por Ganong WF, 18$^{th}$ edition, Prentico- Hall International Inc., USA, 1997; pp 312-333: EUA, 1997; pp 312-333.

41. Wynn V. Dolar IWH. Mills GL, Stokes T. Fasting serum triglyceride, cholesterol and lipoprotein levels during oral contraceptive therapy. 1969. The Lancet 2:756-760.

42. Hazzard. WR. Spiger MJ, Bagdade JD, Bierman EI. Estudos sobre o mecanismo do aumento dos níveis de triglicéridos plasmáticos induzido pelo contracetivo oral.N.Eng.J.Med.1969;280:471-474.

43. Shahani SM, Patel KL. Effect of different oral contreaceptives (combined and mini pill) on lipid metabolism. Contraception, 1974; 10: 263-272.

4 4.Sachs BA .Wolfman L. Herzig N. Alterações plasmáticas e lipoproteicas durante o uso de contraceptivos orais.Obstel.Gynecol.1969;43:530-535.

45. Wynn V. Dolar JWH. Mills GL. Some effects of oral contraceptives on serum lipid and lipoprotein levels.The Lancet,1966; 2: 720.

46. Sachs BA. Wolfman L. Plasma lipid and lipoprotein changes during "pill -a -month" Contraceptive steroid administration. Am. J. Obstet. Gynecol. 1971; 109: 155-158.

47. Bradley DD, Wingerd J, Petitte DB, Kraus RM, Ramcharans S. Serum high density lipoprotein cholesterol in women, using oral contraceptives, estrogens and progestines. N. Eng. J. Med. 1978; **299**: 17-20.

48. Yaspard UJ. Efeitos metabólicos dos contraceptivos orais. Am. J. Obstel. Gynecol. 1987; **159**: 1029.

49. Knopp RH. La Rosa. JC, Burkman RT. Contraception and dislipidemia. Am. J. Obstet. Gynecol. 1993; 168: 1994-2005.

50. Meade TW, Haines AP, North WRS, Chakraborti R, Howarth DJ, Stirling Y. Haemostatic, lipid and blood pressure profiles of women on oral contraceptives containing 5Oug or 3Oug estrogen. The Lancet, 1977; 2: 948-951.

51. Wallace RB, Hoover J, Barrett. Cornner E,. Rifkind BM, Hunninghake DB, Mackenthun A. Alteração dos níveis plasmáticos de lípidos e lipoproteínas associada à utilização de contraceptivos orais e estrogénios. The Lancet, 1979; 2: 111-115.

52. Kannel WB. Possíveis perigos do uso de contraceptivos orais. Circulation, 1979; 60: 490-491.

53. Heiss G, Tanier I, davis CE, Tyroler HA, Rifkind BM, Schonfeld G. Lipoprotein cholesterol

distribution in selected North American Populations. The lipid research clinics program prevalence study. Circulation, 1980; **61**: 302.

54. Lipson A. Stoy DB, La Rosa J, Muesing RA, Cleary PA, Miller VT. Progestines and oral contraceptive induced lipoprotein changes; a prospective study. Contraception, 1986; **34**: 121134.

55. Ganong WF. Balanço energético, metabolismo e nutrição. In: Revisão de Fisiologia Médica. Editado por Ganong WF. 18ª edição. Appleton & Lange. EUA, 1997; pp 261-295.

56. Jordan JW. Embolia pulmonar. novembro de 1961; Lancet 2: 1146-1147.

57. Vessey MP. Contraceptivos orais e doenças cardiovasculares: algumas perguntas e respostas. Br. Med. J. Feb 1982; 284, 615-616.

5 8.Start well PE, Masi AT, Arthes FG, Green GR e Smith HE. Thromboembolism and oral contraceptive. An epidemiologic Case Control Study. Am. J. Epidem. 1969; **90**: 365-380.

59. Stadel BV. Contraceptivos orais e doenças cardiovasculares. N. Engl. J. Med. 1981 a: **305(11)**: 612-618.

60. Anónimo. Contraceptivos orais: mecanismo no tromboembolismo. **Lancet**. maio de 1980; 1118-1119.

61. Caspray EA e Peberdy M. Oral contraceptive and blood platelet adhesiveness Lancet, maio de 1965; 1142-1143.

62. Thomson JM e Poller L. Oral contraceptives hormone and blood coagulability. Br. Med. J. julho de 1965; 2: 270-273.

6 3.Subcomité. Risk of thrombotic disease in women taking oral contraceptives. Uma comunicação preliminar ao Medical Research Council por um subcomité. Br. Med. J. maio de 1967; 2: 255-359.

6 4.Inman WHW Vessey MP, Westerholm B e Enguland A. Thromboembolic disease and the steroidal content of oral contraceptives. A report to the committee on safety of drugs. Br. Med. J. abril de 1970; 2: 203-209.

65. Boletim Técnico do ACOG. Contraceptivos orais. julho de 1987; 106.

66. Lara RR. Contraceção hormonal. In: Planification familial, Poblacion, Salud maternoinfantil. Editado por Manautou JM e Velasques .IG. Cidade do México, México, Instituto Mexicano, del Seguro Social, Subdirección General Medica, Jefatora de Servicios de planificación Familiar. 1984; 347-363.

67. Vonkaulla E e Vonkaulla KN. Contraceptivos orais e baixa atividade da antitrombina III. janeiro de 1970; Lancet 1, 36.

68. Howei PW, Prentice CRM, Mallinson AC, Horne CHW e McNicol GP. Effect of combined estrogen-progesteron oral contraceptives, estrogen and progestogen on antiplasmin and antithrombin activity. dezembro de 1970; Lancet: 1329-1332.

69. Bottiger LE, Boman G, Eklund G e Westerholm B. Oral contraceptives and thromboembolic disease: Efeitos da redução do teor de estrogénio. Lancet, maio de 1980; 1027-1101.

70. Carvalho ACA, Vaillancourt RA, Carbal RB, Lees RS e Colman RW. Coagulation abnormalities in wimen taking oral contraceptives. JAMA, Fev. 1977; 237(9):875-878.

71. Poller L. Oral contraceptives, blood clotting and thrombosis (Contraceptivos orais, coagulação sanguínea e trombose). Br. Med. Bull. 1978; **34(2)**: 151- 156.Lechner K. Lupus anticoagulants and thrombosis. In: Verstraetee M, Verrnylin J, Lijnen R e Arnout J (Eds). Thrombosis and Hemostasis. Bélgica: Leuven Link) Press: 1987: 525.

72. Meade TW, Greenberg -G e . Thompson SG. Progestagénios e reacções cardiovasculares associadas aos contraceptivos orais e uma comparação da segurança da preparação de 50 e 30 ugm de estrogénio. Br. Med. J. maio de 1980; 1157- 1161.

73. Belsey MA, Russell Y e Kinnear K. Cardiovascular disease and oral contraceptives: A reappraisal of vital statistics data. Family planning perspectives. março/abril de 1979; 11'(2): 84 8 9.

74.Ogino M. Effect of Oral contraceptives on fibrinolytic system among Japanese and American women. Nippon Sanka Fujinka Gakkai Zasshi, Ata Obstetrica Et Gynocologica japonica. junho de 1986; **38 (6):** 817-826.

75. lshak R. Hassan K, Arshad H. Haemorrhagic and fibrinolytic response in woman taking oral contraceptive pills-. Jornal Malaio de Saúde Reprodutiva. dezembro de 1987; 5 (2): 57-60.

76. Netelovitz M. Contraceptivos orais e coagulação. Clin. Obstet. Gynaecol. 1985; 28: 73-83.

77. Hogue M. Estudo dos efeitos dos contraceptivos orais e do perfil de coagulação sanguínea em voluntários humanos. Tese, Departamento de Farmacologia, IPGMR, Dhaka. 1993.

78. Mc Pherson. Third generation oral contraception and venous thromboembolism (Contraceção oral de terceira geração e tromboembolismo venoso). Br. Med. J. 1996; 312: 68-69.

79. OMS.Cardiovascular disease and steroid hormone contraception, Relatório de um grupo científico da OMS, Genebra 1998.

80. Guyton AC. Hemostasia e coagulação do sangue. In: Text book of medical physiology, editado por Guyton AC, John EH. Décima edição. WB. Saunders Company, EUA. 2001; pp 419-429.

81. Brozovic M. Investigação da hemostase. In: Practical haematology. Editado por Dacie JV, Lewis SM. Sétima edição. ELBS com Churchil Livingstone, Longman. Singapore publishers pte Ltd. 1991; pp 267-278.

82. Hamberg M, Svenssom J, Samuelsson B. Thromboxanes: Um novo grupo de compostos biologicamente activos derivados de endoperóxidos de prostaglandinas. Proc. Natl. Acad. Sci. 1979; 72: 22942298.

83. Ganong WF. Circulating body fluids; In: Review of medical physiology, editado por Ganong WF, 18ª edição, Prentice- Hall International Inc., EUA, 1997; pp. 48-509: EUA, 1997; pp 481-509.

84. John A, Colwell. Função plaquetária e interação com o plasma plaquetário. In: Harold Rifkin & Daniel Porte, Jr (editores).. "Diabetes Mellitus - Teoria e Prática". Ed-4, Londres: Elsevier; 1990. 253.

85. John A, Colwell, Maria Lopes- Virella, Perry V, Halushka. Patogénese da aterosclerose na DM. Diabetes care. Jan-Fev 1981; 4 (No. 1): 125.

86. Lechner K. Anticoagulantes lúpicos e trombose. In: Verstraetee M, Verrnylin J, Lijnen R e Arnout J (Eds). Thrombosis and Hemostasis (Trombose e Hemostase). Bélgica: Leuven Univ Press: 1987: 525.

87. George PC, Emmanouil Z, Gravanis A. Hormona gonadal e inibidores. In: Basic and clinical pharmacology, editado por Katzung BG. 8ª edição. Lange medical hooks/ McGrew Hill.Inc USA 2001; pp 679-710.

88. Murad F e Kuret .IA. Estrogénios e progestinas. In: Goodman & Gilman's the pharmacological basis of therapeutics editado por Gilman RG; Rall TW, Nies AS e Taylor P. Oitava edição, pergamon press, Inc.; Singapura; pp 1384-1412. Singapura, 1991; pp 1384-1412.

89. Barham D, Trinder P. Analyst 1972; 97: 142.

90. Bonser A, Garcia-Webb P. Medição do péptido C: métodos e utilidade clínica. CRC Crit Rev Clin Lab Sci 1984; 19: 297-352.

91. Trinder P. Ann. Clinical Biochem. 1969; 6: 24-27.

92. Relatório do Programa Nacional de Educação sobre o Colesterol. Painel de peritos sobre deteção, avaliação e tratamento do colesterol elevado no sangue em adultos: Arch Intern Med. -1998; 148: 3639.

93. topeS-Virella M, Stone P. Ellis L e Colwell JA. Determinação do colesterol em lipoproteínas de alta densidade separadas por três métodos diferentes. Clin Chem 1977; 23: 882.

94. Weiland H, Seidel D. J. Lipid Res. 1983; 24: 904.

95. Rápido. A.J.. Stanley Brown, M. e Bancroft, F.W.: Am. J. Med. Sci. 190; 501 (1935).

9 6.Shapiro, S. e Weiner, NI.: Coagulation, ThromboSis and Dicumarol. Brooklyn Medical Press, N.Y.(1949).

97. Beckala, H.R Leavelle, D.E. e Didishem, P.: Am. J. Clin. Pathol. 70, 71-75 (1978).

98. Kamer, R., Ansell, J.E., Canoso, R. e Deykin, D.: Am. J.Clin. Pathol. 70,642 (1978).

99. Miale. J. B. e LaFond, D S.: Am. J. Clin. Pathol, 52, 154 (1969).

100. Brandt. J. T. e Triplett, D. A.: Am. J. Clin. Pathol. 76 (supp), 530 (1981).

101. FaeedJ. Messmore HL, Walenga JM, Bermes EW. Synthetic peptide substrate in hemostatic testing, CRC critical Reviews in Clinical Laboratory Sciences. 1983; 19(2):71.

102. Waine H, Freedew EH, Caplan HI, Cole T. Metabolic effect of Enovid in rheumatoid patients (abstract). Arthritis Rheum, 1963;6:796.

103. Kannel WB, McGee DL. Diabetes and cardiovascular disease: the Framingham study. JAMA. 1979; 241: 2035-2038.

104. Keen H. Jarrett RJ, Fuller JH, McCartney P. Hyperglycemia and arterial disease. Diabetes 1981: 30:49-53.

105.Spellacy WN. Buhi WC, Birk SA. O efeito do norgestril no metabolismo dos hidratos de carbono e dos lípidos durante um ano. Am. J. Obstel. Gynecot. 1976; 125: 984.

106.DePirro R. Forte A, Bertoli A et al: Changes in insulin receptors during oral contraception. J. Clin. Endocrinol. 1981; 52:29.

107.Spellacy WN, Buhi WC, Birk SA, Arnarn JB. Carbohydrate metabolism studies in woman using Brevicon, a low estrogen type oral contraceptive for one year. Am. J. Obstet. Gvnecol. 1982; 142:105-108.

108.Spellacy WN. Buhi WC, Birk SA, Bujji J, Buhi WC. Estudos prospectivos do metabolismo dos hidratos de carbono em mulheres que utilizam um contracetivo oral com baixo teor de estrogénio durante um ano. J. Reprod. Med. 1981.;26: 295-298.

109. Khan LA, Alam AMS, Ali L, Goswami, Hassan Z, Sattar S, Banik NG, Khan AKZ. Magnésio sérico e urinário em jovens diabéticos no Bangladesh. Am. J. Cli. Nutr. 1999; **69**: 7073.

110. Hoque M. Pathogenesis of platelet aggregation, hyperfibinogenemia and increased VWF fator in diabetes mellitus, MD thesis, BIRDEM Academy, Dhaka University, July 1999.

111. Kay CR. Progestogénios e doença arterial: Evidence from Royal College of General Practioners Study. J. Obstel. Gynecol. 1982; 142: 762-765.

112. Wynm V. Niththyananthan R. The effect of progestin in combined oral contraceptives on serum lipids with special references to HDL. Am. J. Obstel Gynecol. 1982; **142**: 766-772.

113. Dr. Fouzia. Papel da autoimunidade na patogénese da diabetes de início precoce no Bangladesh. Tese de doutoramento, Academia BIRDEM, Universidade de Dhaka, julho de 2000.

1 14.Inman WHW, Vessey MP, Westerholm, Engeland A. Thromboembolic disease and the steroidal content of oral contraceptives. A report to the committee on safety of drugs. BMJ. abril de 1970; **2**:203-209.

1 15.Bringer J , Norgestimate. Uma visão clínica de uma nova progestina. AM. J. Obstet. Gynecol. junho de 1992; 166 (6pt 2): 1969-1977.

1 16.Inman W. Stocker G, Haeberli A, Straub PW. Effect of low and high dose oral contracptives on blood coagulation and thrombogenesis induced by vascular subendothelium exposed to following human blood. Contraception, maio de 1991; 43 (5): 435-446.

117. Prasad RNV, Kohs & Ratham SS. Effect of three types of combined OCPs on blood coagulation, fibrinolysis and platelet function. Contraception. abril de 1989; **29 (4)**: 369-383.

118. David JL. Gaspard UJ, Gillain D, Raskinet R, Leport MR. Perfil da hemostase em mulheres que tomam contraceptivos orais de baixa dose. Am. J. Obstet. Gynecol. julho de 1990; 163 (1): 420-423.

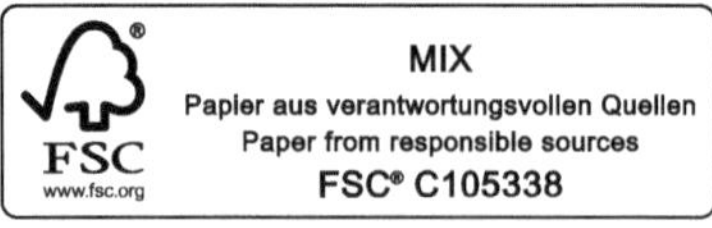


Printed by Books on Demand GmbH, Norderstedt / Germany